10초 만에 얼굴이 작아지는

기적의 머리풀기

무라키 히로이 **지음**

정승욱 · 이주관 **옮김**

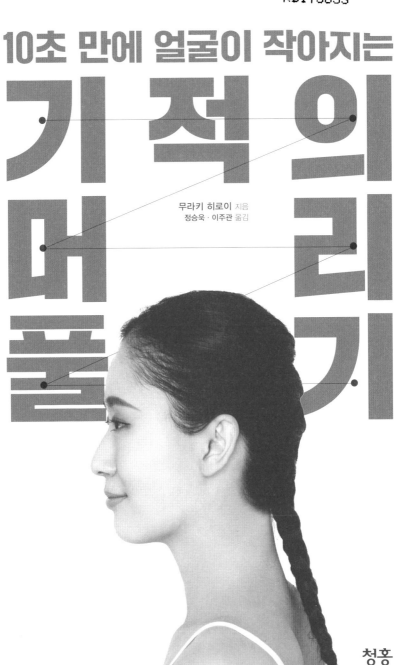

청홍

차례 CONTENTS

'머리 풀기' + '얼굴 풀기'로
얼굴의 '노안 신호'를 해소

'머리 풀기'로 3가지 늘어짐
팔자주름·눈썹·얼굴 윤곽을
10초 만에 끌어 올린다!

'머리 풀기'로
백발·탈모 대책

등과 목의 뭉침을 풀어주면 '머리 풀기'의 효과가 배가된다!

성인의 몸과 마음 부조화를 '머리의 혈 누르기'로 정돈한다

머리가 뭉쳐지지 않는 생활습관

최근 얼굴의 팔자주름이 눈에 띈다. 눈 주변의 주름이 신경 쓰인다. 얼굴선이 늘어지고 있으며… 그런데 사실은 그게 아니다. 머리가 굳었다는 신호다. 얼굴과 머리는 근육과 근막으로 이어져 있다. 머리가 굳어서 근육, 근막의 움직임과 피의 흐름, 즉 혈액의 소통이 나빠진다. 그러면 얼굴의 근육을 끌어당기는 힘이 약해져서 피부가 처지거나 주름이 생기게 된다. 두개골이나 얼굴의 뼈가 당겨져서 얼굴 윤곽이 네모지면서 윤곽이나 음영이 도드라질 수 있다. 머리가 굳는 원인은 안 좋은 자세를 취하거나 이를 악물고 있기 때문이다. 현대 흔히 스마트폰이나 PC를 장시간 사용해 눈을 혹사하고 있는 사람이 많다. 이들은 목이나 등 가운데서부터 머리까지가 돌처럼 굳는 경우가 많다. 굳는 이유에는 스트레스도 적지 않게 있다.

두피, 즉 머리 피부를 만져보면 알 수 있다. 손가락으로 피부를 집을 수 있는가? 볼처럼 부드러운 것이 이상적인 두피의 상태이다. 두피를 겨우 몇 미리 정도만 집을 수 있는 사람도 많을 것이다.

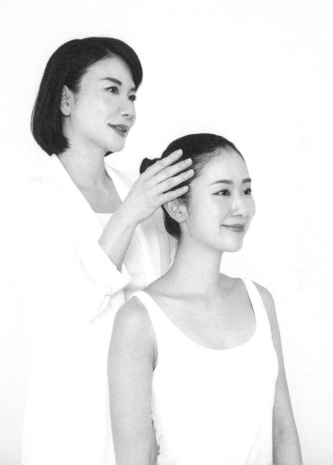

필자의 살롱에서는 얼굴 윤곽을 잡아주는 안면 케어와 함께 '머리 풀기'를 체험하고 있다.

얼굴과 머리를 동시에 케어하면, 즉 마사지하면 한 번의 시술로도 눈이 맑아지거나 볼 근육이 수축되는 등의 효과를 얻을 수 있다. 이 책에서는 필자의 살롱에서 실행하고 있는 '머리 풀기'의 방법을 전할 것이다. 이 시술은 근육의 메커니즘부터 설명하면서, 얼굴 근육이 처지는 원인부터 효과적으로 개선할 수 있도록 만들어낸 오리지널 테크닉이다. 개인차가 있지만 하나의 프로세스를 실행한 이후, 10초 전후에 효과를 보는 사람도 있을 것이다. 다시 말해 얼굴 근육의 긴장이 풀려서 혈류가 좋아지고 얼굴의 처짐이 개선되는 사람들도 있을 것이다. 게다가 얼굴의 고민되는 부분에 직접 시술하는 윤곽 잡기 방법도 전달할 것이다. 앞의 설명대로 병행하면 눈에 띄는 효과를 볼 수 있다.

'머리 풀기'는 흰머리나 탈모 등 머리카락의 고민도 예방하고 심신의 부조화를 완화시키는데 효과가 있을 것이다. 만일 얼굴 마사지나 머리 마사지 등을 열심히 해도 효과가 없거나, 몸 상태가 좋지 않다고 느낀다면 '머리 풀기'를 매일 습관화할 것을 권한다.

'요즈음, 부쩍 늙어졌다'
'얼굴이 늘어지기 시작했다'
이는 "머리 근육"이
뭉쳐있기 때문일 수 있다

당신 머리도
뭉쳐있을지도?
셀프체크

머리가 뭉쳤는지 안 뭉쳤는지는 스스로 확인할 수 있다. 실제로 머리를 만져보면 안다. 나도 모르는 사이에 머리가 뭉친 사람이 의외로 많다.

☑ 두피를 손으로 집을 수 없다

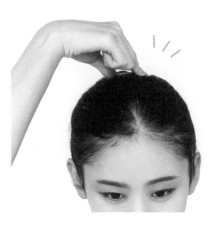

머리 꼭대기에 엄지와 검지를 대고 두피를 집어보자. 보통 두피도 볼처럼 부드럽게 집을 수 있다. 집히지 않거나 딱딱해서 움직이지 않는 사람은 두피가 몹시 뭉쳐있다는 증거다.

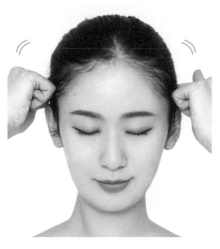

☑ 주먹으로 머리 옆 언저리나 눈썹 위를 누르면 아프다

주먹의 평평한 면을 누른다. 작은 원을 그리듯이 마사지한다. 딱딱하거나 아프면 굳었거나 뭉쳐있다는 증거다.

☑ 두피를 만지면 말랑말랑하다

반대로 두피가 탄력 없이 말랑말랑해진 것도 두피가 뭉쳐있다는 신호다. 두피는 집을 수 있지만 아프다고 느낀다면 뭉쳐있다는 증거다.

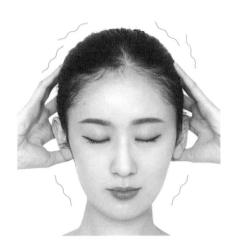

☑ 이마나 머리 중앙부, 목덜미의 좌우가 각지고 있다 / 좌우 모양이 다르다

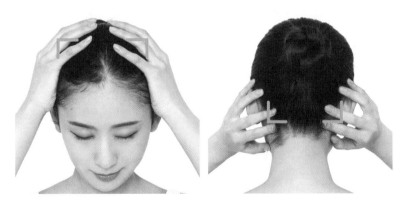

원래 머리는 부드러운 원형이다. 두피가 뭉쳐있으면 두개골이 당겨져 그 형태가 일그러지고, 머리 모양이나 볼, 목덜미의 좌우에 각이 져서 울퉁불퉁하게 변한다.

↓

☑ 예시한 것이 하나라도 해당된다면 머리가 뭉쳐있다는 증거다!

머리가 뭉쳐있으면
'3가지 늘어짐'이 나타나기 쉽다

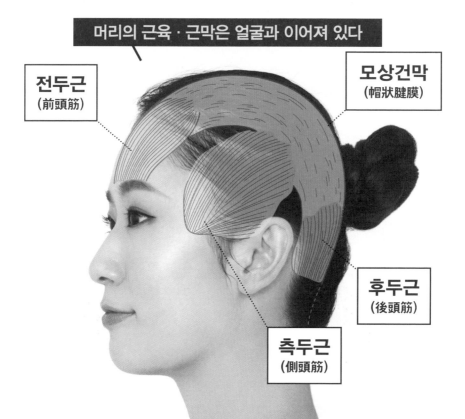

머리의 근육·근막은 얼굴과 이어져 있다

전두근
(前頭筋)

모상건막
(帽狀腱膜)

후두근
(後頭筋)

측두근
(側頭筋)

얼굴 이 늙어 보이는 가장 큰 원인은 볼, 눈두덩, 윤곽 등 3곳의 늘어짐 때문이다. 이 세 부위가 처지거나 늘어지면 늙은 인상을 준다. 이 3곳 늘어짐의 원인은 머리가 뭉쳐 발생하는 경우가 대부분이다. 얼굴 근육은 머리와 연결되어 있다. 머리 근육이나 머리 중앙부를 감싸는 모상건막이 뭉쳐있으면 얼굴 근육을 팽팽하게 지탱할 수 없다. 점차 늘어지거나 얼굴 근육이 뭉쳐지고 주름이 생기는 경우가 연쇄적으로 나타난다.

먼저 머리가 뭉쳐서 3가지 늘어짐이 어떻게 일어나는지 메커니즘을 알고 있어야 한다.

볼의 늘어짐(팔자주름)은
측두근의 굳음 이 원인이다!

측두근은 귀 위에 있는 큰 근육인데, 볼이나 입 주변의 근육과 이어져 있다. 측두근이 뭉쳐지면 볼이나 입 주변 근육이 연동되지 않아 팔자주름이 생긴다.

측두근이 굳는 이유는 눈을 많이 사용하거나 어금니를 악물거나 스트레스 때문인 경우가 많다. 동시에 볼이 옆으로 리프팅되는 힘을 잃어 처지게 된다.

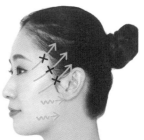

볼이나 턱이 움직이지 않게 된다

볼 전체나 입꼬리가 내려가서 늘어진다

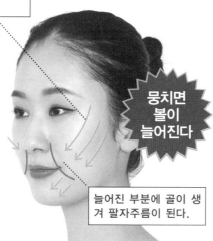

뭉치면 볼이 늘어진다

늘어진 부분에 골이 생겨 팔자주름이 된다.

Check !

이런 사람은 주의!

☑ 스마트폰이나 PC, 노안으로 눈을 혹사하는 사람

☑ 집중력을 필요로 하는 일을 하는 사람

☑ 수면 중에 어금니를 악무는 사람

볼이나 입술 주변의 움직임이 나빠져 얼굴 전체가 늘어지게 된다. 볼살이 밑에서부터 축적돼 팔자주름이 생긴다. 입꼬리도 늘어져서 더 늙어 보인다.

눈두덩이가 늘어짐은

전두근·모상건막의 굳음

이 원인이다!

전두근은 이마를 감싸는 근육, 모상건막은 머리 중앙부를 감싸는 근막이다. 눈썹이나 눈의 근육과 이어져 있어 뭉쳐있으면, 눈썹이나 눈덩이를 움직이기 힘들어진다.

눈을 혹사하거나 걱정거리가 많으면 전두근이 긴장해서 뭉쳐지게 되고, 따라서 눈두덩이를 올리기 힘들어진다. 눈썹을 이마 근육으로 여는 습관도 뭉침의 원인이 된다.

눈썹이 늘어져서 눈이 작아진다

눈썹을 끌어올리는 힘이 없어진다

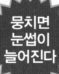

뭉치면 눈썹이 늘어진다

눈썹이 늘어져서 눈을 덮어 눈이 작아 보이거나 눈가에 잔주름이 생긴다. 이마의 근육으로 눈을 뜨는 습관이 생겨 이마에도 옆 주름이 생긴다.

Check !

이런 사람은 주의!

☑ 스마트폰이나 PC, 노안으로 눈을 혹사하는 사람

☑ 이마의 근육으로 눈을 치켜 뜨는 습관이 있는 사람

☑ 진지한 성격이나 걱정거리가 많은 사람

얼굴 윤곽의 늘어짐은
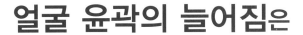
후두부의 굳음 이 원인이다!

후두근은 머리의 뒤쪽 하단부와 목덜미 부위에서 얼굴 전체를 뒤로 당겨 리프팅하는 근육이다. 후두근이 뭉치면 얼굴 윤곽의 늘어짐으로 직결된다.

책상에서 오랜 시간 허리를 구부리거나 눈을 혹사시켜, 후두근이 뭉치게 되면 머리 중앙부나 옆머리에서 얼굴 피부를 끌어당기는 힘이 약해진다.

얼굴 피부 전체가 늘어진다

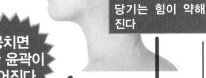

얼굴 전체를 뒤로 당기는 힘이 약해진다

뭉치면 얼굴 윤곽이 늘어진다

턱이나 입 주변 피부가 늘어진다

이마에서 눈가, 얼굴 측면부터 볼, 턱 주변 윤곽이 전체적으로 늘어져서 얼굴이 커진다. 이중턱도 생기기 쉽다.

Check !

이런 사람은 주의!

☑ 자세가 나빠져서 새우등이 되는 사람

☑ 스마트폰이나 PC를 같은 자세로 오래 사용하는 사람

☑ 목이나 어깨의 뭉침이 심한 사람

'머리 풀기'라면
늘어짐을 10초 만에
끌어올릴 수 있다

머리 근육의 뭉침을 효과적으로 해소하기 위해 '머리 풀기'를 추천한다. 일반적인 헤드 마사지와 달리 머리 근육에 직접 실시한다는 점이다. 근육의 깊은 곳부터 풀어 탄력을 되찾아 어그러진 두개골이나 두피, 얼굴의 늘어짐을 근본적으로 해결한다. 혈액이나 임파선의 막힘도 뚫어주기 때문에 피부 상태도 향상된다. 저자 시술소에서는 10초 정도의 시술로도 눈에 보이는 리프팅 효과를 기대할 수 있다. 아울러 얼굴 근육을 풀어주는 '머리 풀기'도 추가하면 한층 효과를 볼 수 있다.

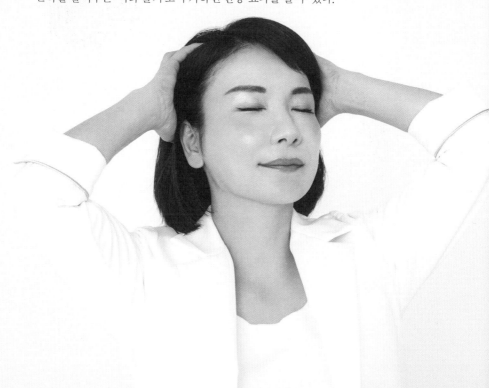

『수직 주무르기』로
탄력을 되살리기 때문이다

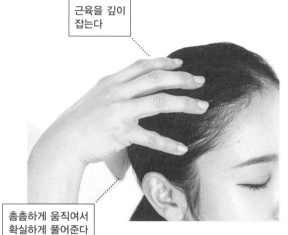

근육을 깊이
잡는다

촘촘하게 움직여서
확실하게 풀어준다

'머리 주무르기'는 손가락으로 근육을 수직으로 압박해 깊은 곳부터 촘촘하게 움직여 뭉침을 풀어준다. 두피의 표면을 당기거나 쓰다듬는 일반적인 헤어 마사지와 달리, 근육 자체의 탄력을 되살릴 수 있기 때문에 얼굴의 늘어짐이 근본적으로 개선된다.

머리와 연결되어 있는
얼굴 근육에 직접 풀기를 세트
로 하기 때문에 효과를 실감한다

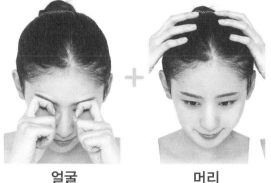

얼굴   머리

'머리 풀기'만으로도 충분한 효과를 볼 수 있지만, 아울러 얼굴이 늘어 보이는 부위에 집중 '얼굴 풀기'를 하면 효과를 더 빨리 실감할 수 있어 지속성도 높아진다.

'1회로 모자가 한 치수 작아졌다'

'눈썹이 올라가서 쌍꺼풀 폭이 넓어져 눈이 커졌다'

'머리 풀기'의 놀라운 효과!

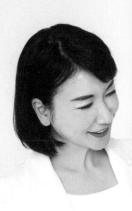

'머리 풀기'는 '노안 신호'를 근본적으로 치료하는 방식이다. 근육을 풀어 골격을 정돈하고 혈액이나 림프의 흐름을 원활하게 하기 때문에 즉효성이 있으며, 나아가 전신에 좋은 효과를 줄 수 있다.

저자 시술소에서 시술받은 손님은 단 1회 만으로 얼굴이 리프팅되고 작아졌으며 뭉침이 풀어져서 얼굴 둘레도 작아졌다고 좋아한다. 숙면할 수 있었다, 기분이 맑아졌다, 계속 시술을 받아 시력이 극적으로 개선됐다는 사람도 있다. 요령을 알면 간단하고 어디서나 할 수 있는 '머리 풀기', 아무쪼록 시도해보자.

'10초로 얼굴이
눈에 띄게
리프팅된다'

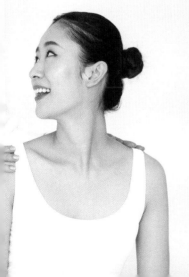

게다가
이런 효과도!

'시력이 0.5 상승했다'

'긍정적인 사고방식을
갖게 됐다'

'숙면할 수 있게 되었다'

15

'머리 풀기'를 검증
1회로 다섯 살 젊어졌다!!

Case 01 | 이목구비가 뚜렷해지고 얼굴색도 밝아졌다

M씨

5명의 육아와 일, 가사에 시달려 미용까지는 손이 가지 않는 상태. 턱의 늘어짐과 목주름이 고민.

'머리를 풀기하면 몸이 따뜻해진다. 얼굴 주변에 개운해지는 것을 느낀다'라고 말하는 M씨. 고민 부위였던 턱의 늘어짐이 개선되어 목이 길어 보였다. 그리고 눈매도 또렷해졌다.

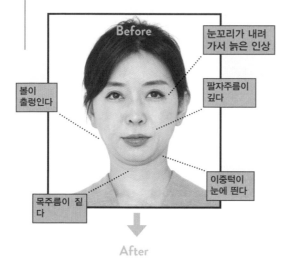

Before

볼이 출렁인다

눈꼬리가 내려가서 늙은 인상

팔자주름이 깊다

이중턱이 눈에 띈다

목주름이 짙다

After

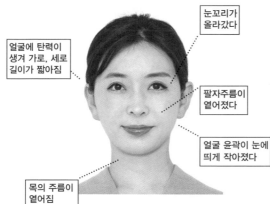

얼굴에 탄력이 생겨 가로, 세로 길이가 짧아짐

눈꼬리가 올라갔다

팔자주름이 옅어졌다

얼굴 윤곽이 눈에 띄게 작아졌다

목의 주름이 옅어짐

볼이나 윤곽의 늘어짐 등 '노안 신호'를 고민하는 3명에게 20~37쪽의 '머리 풀기'를 3종 세트를 실행했다. 1회 만으로 표정이 밝아지고 나이가 어려보였다.

볼에 탄력이 생겨 얼굴 전체가 리프팅!

I씨
컴퓨터를 보는 시간이 길이 눈을 혹사함. 볼의 탄력이 없어지고 얼굴이 길어 보여서 고민.

'관자 부위를 풀기하면 볼의 뭉침이 사라져 자연스럽게 미소 지을 수 있게 되었다'는 I씨. 얼굴 윤곽이 날렵하게 되고 볼이 탱탱해졌다. 눈 주변도 세련되고 커졌다.

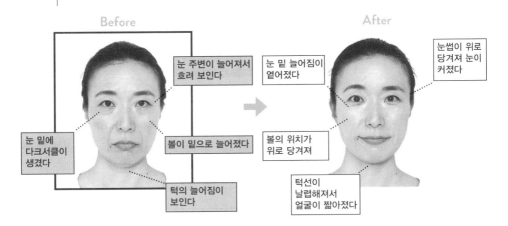

Before

After

- 눈 주변이 늘어져서 흐려 보인다
- 눈 밑 늘어짐이 옅어졌다
- 눈썹이 위로 당겨져 눈이 커졌다
- 눈 밑에 다크서클이 생겼다
- 볼이 밑으로 늘어졌다
- 볼의 위치가 위로 당겨져
- 턱의 늘어짐이 보인다
- 턱선이 날렵해져서 얼굴이 짧아졌다

처진 입꼬리가 당겨져 균형 있는 밝은 얼굴로

F씨
책상머리 업무로 하루 종일 앉아 있었더니 목이나 어깨가 뭉쳤다. 입꼬리가 내려가고 얼굴이 일그러져 고민.

'머리 풀기만 했는데, 입꼬리가 잘 올라가고 팔자주름이 옅어져 놀랐다'는 F씨. 일그러진 얼굴이 비교적 둥그렇게 개선되고 턱의 늘어짐도 해소되어 매끄러워졌다.

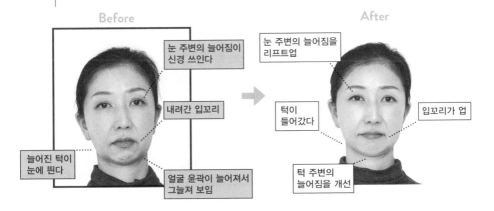

Before

After

- 눈 주변의 늘어짐이 신경 쓰인다
- 눈 주변의 늘어짐을 리프트업
- 내려간 입꼬리
- 턱이 들어갔다
- 입꼬리가 업
- 늘어진 턱이 눈에 띈다
- 얼굴 윤곽이 늘어져서 그늘져 보임
- 턱 주변의 늘어짐을 개선

PART 1

\\ 「머리 풀기」로 //

3가지 늘어짐

팔자주름·
눈썹·
얼굴 윤곽을
10초 만에 끌어 올린다!

아직 젊은 얼굴을 늙게 보이는 3가지 늘어짐을 매일 '머리 풀기'로
개선. '얼굴 풀기'도 병행하면, 10살 더 젊어 보일 수 있다.

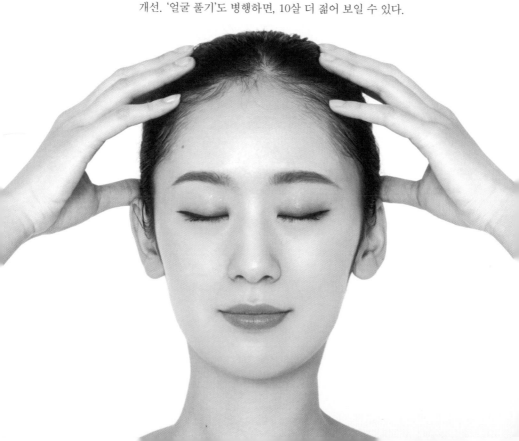

머리뼈의 긴장을 풀고 두피를 마사지하는 느낌으로!

1 손가락의 살 부분을 사용한다

손가락 끝이 아니라 손가락의 살 부분을 사용한다. 이는 지압하기 쉽고 피부도 다치지 않도록 하는 방법이다.

2 손가락을 수직으로 세워 근육을 깊이 잡는다

근육을 수직으로 지압해 깊은 곳부터 풀어준다. 피부가 아니라 뼈를 잡는다는 느낌으로.

3 1~2mm씩 꼼꼼하게 천천히 짚어나간다

수직으로 지압하면서 손가락의 위치는 바꾸지 않고 꼼꼼하게 천천히 풀기를 한다. 두개골에 붙어있는 근육을 벗기는 느낌으로, 손가락으로 쓰다듬으면서 지압하는 것이 아니라 꾹꾹 눌러 실행하는 게 중요!

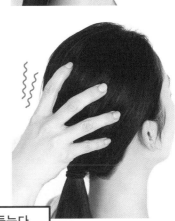

NG!

×피부를 손으로 쓰다듬는다
×근육이나 피부를 세게 당긴다
×손톱을 세운다

볼의 늘어짐
(팔자주름)

실제 나이보다 늙어 보이는 볼의 늘어짐. 볼살이 늘어져서 생기는 홈이 팔자주름이 된다. 측두근(관자근) 부위의 뭉침을 풀어 볼을 끌어올리는 힘을 되찾는 것이 지름길이다.

볼이 늘어지는 메커니즘
|

| 측두근이 뭉쳐진다 | P22-23 쪽에서 설명 |

| 턱이 움직이지 않아 입꼬리가 내려간다 | 볼이 리프트업 되지 않는다 |

P24쪽에서 설명   P25쪽에서 설명

볼 전체가 밑으로 처진다

볼살의 가장자리가 접혀
팔자주름이 된다

팔자

주름이 생기는 큰 요인은 귀의 윗부분에 있는 측두근의 뭉침 때문이다. 눈의 피로, 어금니를 악무는 습관, 스트레스 등에 의해 측두근이 뭉쳐지면 볼살이 늘어져서 입꼬리 주변 경계에서 접히는 주름(팔자주름)이 뚜렷해진다.

측두근은 볼 근육과 턱 근육에 이어져 있기 때문에 뭉침이 쌓이면 얼굴 피부를 끌어올리는 힘이 약해져 볼살이 점점 밑으로 늘어진다. 턱도 연동되어 있기 때문에 입을 열기 힘들어져 입꼬리도 늘어지게 된다. 따라서 먼저 얼굴을 끌어올리는 측두근의 뭉침을 풀어주고 탄력을 회복하는 풀기가 급선무다. 아울러 림프의 뭉침도 해소시켜 조여주어야 한다.

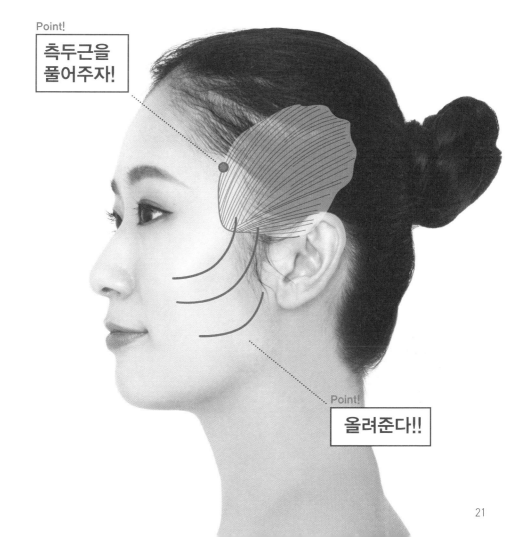

Point!

측두근을
풀어주자!

Point!

올려준다!!

볼의 늘어짐(팔자주름)
을 머리 풀기로 해소

⌄

측두근의 탄력을 회복시켜 끌어올리는 힘을 키운다

귀 위에 퍼져 있는 측두근은 볼을 끌어올리는 중요한 근육.
긴장을 해소하고 탄력을 회복하자.

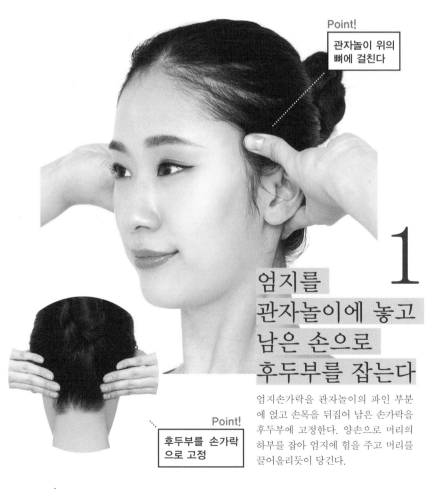

Point!
관자놀이 위의 뼈에 걸친다

1

엄지를 관자놀이에 놓고 남은 손으로 후두부를 잡는다

엄지손가락을 관자놀이의 파인 부분에 얹고 손목을 뒤집어 남은 손가락을 후두부에 고정한다. 양손으로 머리의 하부를 잡아 엄지에 힘을 주고 머리를 끌어올리듯이 당긴다.

Point!
후두부를 손가락으로 고정

2

'아무아무'라고 말하면서 입을 크게 움직인다

엄지손가락으로 머리를 대각선 위로 당긴 상태로 '아무아무'하고 입을 크게 열고 닫는다. 정면을 응시하면서 한다.

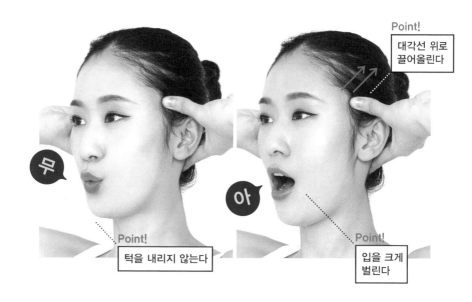

Point!
대각선 위로 끌어올린다

무

아

Point!
턱을 내리지 않는다

Point!
입을 크게 벌린다

3

5곳
×
10초

엄지손가락의 위치를 5번 바꾼다

엄지손가락의 위치를 사진의 다섯 곳에 대면서 1~2번과 마찬가지로 행한다. 턱을 상하로 움직일 때 엄지손가락 근육의 움직임을 느낄 수 있도록 하자.

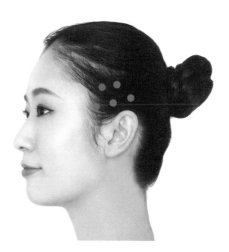

볼의 늘어짐(팔자주름)
을 방지하려면 끌어올린다

귀의 앞뒤를 V자로 마사지해서 림프의 흐름을 좋게 한다

귀에는 림프선이 모여 있다. 흐름이 나빠지면 뭉침의 원인이 된다. 볼이나 턱이 긴장하지 않게 관리해야 한다.

귀 주위도 풀어준다

1 귀 앞에 두 손가락을 얹는다

귀 앞, 구레나룻 부분에 검지와 중지를 댄다. 림프를 흐르게 하려면 지압을 세게 하지 않고 근육의 탄력을 느끼는 정도여도 괜찮다.

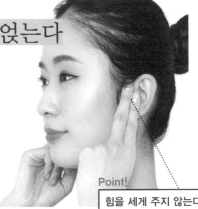

Point!
힘을 세게 주지 않는다

2 귀의 앞뒤를 V자로 푼다

귀 앞부터 뒤로 V자를 그리면서 손가락을 움직여 림프의 막힘을 뚫는다. 그래서 뭉침도 풀려서 얼굴이 날렵해진다.

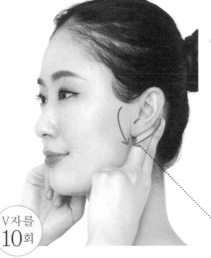

V자를
10회

Point!
V자로 움직인다

얼굴 풀기도 플러스

광대뼈(볼뼈)의 중앙부를 끌어올려 볼을 리프트업

턱의 움직임이 나빠지면 볼이 밑으로 늘어진다. 광대뼈의 위치도 내려가기 때문에 지압으로 끌어올린다.

1 손바닥 끝부분을 광대뼈의 밑 부위에 댄다

책상에 팔꿈치를 대고 손바닥의 끝부분을 콧방울 옆에서부터 광대뼈까지 따라 붙인다.

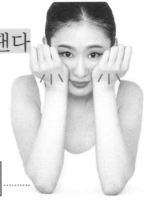

Point!

팔꿈치를 책상에 붙인다 ·········

Point!

시선은 똑바로 본다

2 광대뼈를 안쪽에서 밀어올린다

정면을 응시한 채 광대뼈를 밀어올리듯이 지그시 누른다. 어금니를 악물지 않도록 주의.

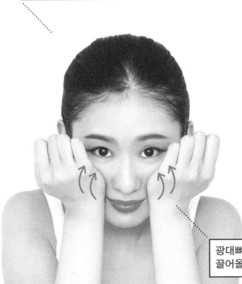

Point!

광대뼈의 안쪽을 끌어올린다

10
초

25

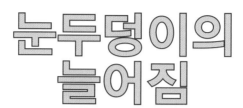

눈두덩이의 늘어짐

아이라인을 그리기 어려워졌다, 눈이 작고 흐릿한 인상을 준다고 느낀다면 눈두덩이가 처졌다는 신호. 눈꺼풀에 연결되는 전두근이 긴장했기 때문이다. 전두부의 모상건막부터 뭉침을 풀고 건강한 눈매로.

눈두덩이 늘어지는 메커니즘

| 전두근·모상건막이 뭉쳐진다 | P28-30 쪽에서 설명 |

| 눈썹을 움직이는 근육이 굳어있다 | 눈썹을 올리는 근육이 굳어있다 |

P31쪽에서 설명 　　　 P31쪽에서 설명

| 눈두덩이의 근육이 약해진다 |

눈두덩이가 늘어진다 · 눈꼬리에 주름이 생긴다 · 눈이 작아 보인다 · 쌍꺼풀 폭이 좁아진다

눈두덩이

가 처져서 눈뜨기 힘들어지는 이유는 이마와 머리를 연결하는 전두근이 긴상하고 있기 때문이다. 스마트폰이나 PC의 과도한 사용, 스트레스 등으로 전두근이 뭉치면 눈 주변의 근육이 움직이기 힘들어져 눈두덩이가 처지거나 눈꺼풀, 눈꼬리에 주름이 생긴다. 게다가 눈두덩이가 쌍꺼풀에 덮여서 폭이 좁아져 눈이 작아 보여 눈매가 흐려 보이거나 늙어 보이는 인상을 준다.

전두근은 머리 중앙부의 모상건막과 연결되어 있다. 이 부위에는 근육이 없어 혈액순환이 안 될 수 있기 때문에 제대로 관리해야 한다. 게다가 눈 주변의 눈둘레근(筋)이나 눈썹 주름근(筋)도 풀어 눈꺼풀을 말끔하게 하자.

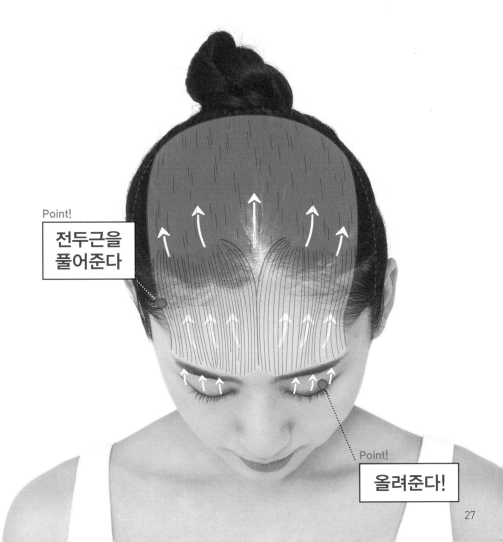

Point!

전두근을 풀어준다

Point!

올려준다!

눈두덩이의 늘어짐
을 머리 풀기로 해소

⌄

이마 라인의 긴장을 풀고
끌어올리는 힘을 되살린다

모상건막과 전두근이 연결되는 부분은 뭉침이 강하게 나
타나는 장소. 바로 이마 라인 부분이다. 주먹으로 확실하게
지압해서 풀어준다.

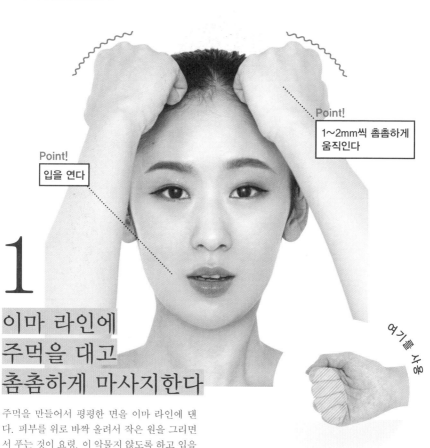

Point!

1~2mm씩 촘촘하게
움직인다

Point!

입을 연다

1

이마 라인에
주먹을 대고
촘촘하게 마사지한다

여기를 사용

주먹을 만들어서 평평한 면을 이마 라인에 댄
다. 피부를 위로 바짝 올려서 작은 원을 그리면
서 푸는 것이 요령. 이 악물지 않도록 하고 입을
반쯤 열고 실행한다.

2 조금씩 움직이면서 관자놀이까지

한 곳에서 다섯 번 정도 작은 원을 그리면서 자극을 준다. 두개골부터 근육을 벗긴다는 느낌으로 풀어준다. 관자놀이까지 충분히 마사지해 준다.

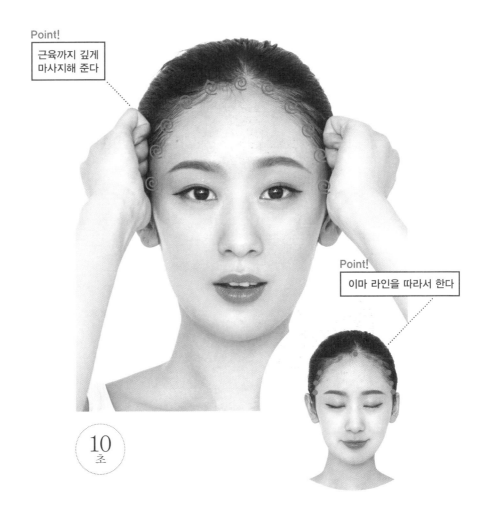

Point!
근육까지 깊게 마사지해 준다

Point!
이마 라인을 따라서 한다

10
초

눈두덩이의 늘어짐
을 방지하려면 끌어올린다

⌄

모상건막을 풀어서 이마의 움직임을 좋게 한다

머리 중앙부위를 감싸고 있는 모상건막을 풀어주면 전두근에서부터 이마까지 움직임이 좋아져 눈꺼풀을 끌어올리는 근육의 힘도 되살린다.

머리 풀기를 더욱더 플러스

10초

Point!
손가락을 1~2mm씩 꼼꼼하게 움직인다

Point!
이마 라인에서 후두부로

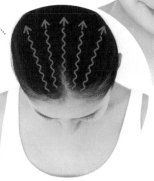

손가락의 살 부분으로 촘촘하게 눌러서 풀어준다

손가락을 넓혀서 머리 중앙부위에 대고 후두부를 향해서 손가락의 살 부분을 조금씩 움직여 두피를 갈듯이 풀어준다. 가운데서부터 귀를 향해 조금씩 이동하면서 전체적으로 풀어준다.

눈썹 주변 근육의 뭉침을 풀어준다

눈꺼풀을 움직이는 근육을 자연스럽게 관리. 눈을 감싸는 눈둘레근, 눈 속의 안검거근, 미간의 눈썹 주름근을 풀어서 탄력을 높인다.

여기를 사용

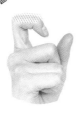

예
예

Point!

턱을 당긴다

도리
도리

Point!

팔꿈치를 괴다

검지를 구부려서 눈썹에 대고 '예예' '도리도리' 고개를 움직인다

책상에 팔꿈치를 대고 양손의 검지를 미간에 대고 머리의 무게로 지압한다. '예예'일 때는 세로로, '도리도리'일 때는 가로로 작게 고개를 움직여 자극을 준다. 눈썹의 중심, 미간의 위치를 바꾸면서 똑같이 한다.

3곳
×
5회

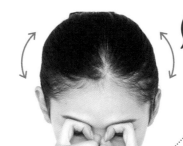

Point!

3곳을 이동

페이스-라인의 늘어짐

페이스-라인(얼굴형의 선)이 늘어지거나 이중턱이 생기는 것은 후두부의 근육이 수축해 얼굴을 뒤로 끌어당길 수 없어졌기 때문이다. 후두부를 중심으로 뭉침을 풀어주고 날렵한 윤곽선을 되살리자.

페이스-라인이 늘어지는 메커니즘

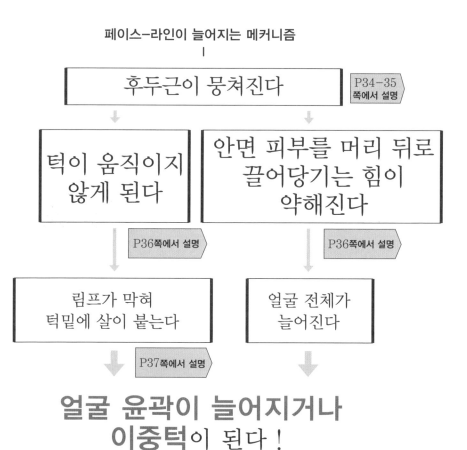

후두근이 뭉쳐진다 — P34-35 쪽에서 설명

↓

턱이 움직이지 않게 된다

안면 피부를 머리 뒤로 끌어당기는 힘이 약해진다

P36쪽에서 설명

P36쪽에서 설명

↓

림프가 막혀 턱밑에 살이 붙는다

얼굴 전체가 늘어진다

P37쪽에서 설명

↓

얼굴 윤곽이 늘어지거나 이중턱이 된다 !

최근 젊은 사람도 이중턱이 많이 생긴다. 스마트폰이나 장시간 컴퓨터 업무로 인해 목을 앞으로 빼서 새우등 자세로 앉아 지내는 일이 많아졌기 때문이다. 앞으로 쏠리는 자세가 지속되면 머리 뒤쪽이 당겨져 딱딱하게 굳어진다. 머리 뒤에서부터 얼굴 피부를 끌어당길 수 없어 얼굴 전체가 늘어지게 된다.

턱을 당겨 엎드리는 자세에서는 림프가 막혀서 뭉치거나 턱을 안 쓰기 때문에 살이 붙어 이중턱이 된다. 후두부를 풀어줌으로써 얼굴 전체를 끌어올리는 힘을 회복시켜 늘어짐을 방지하도록 하자. 얼굴 윤곽의 림프 관리도 습관화하는 게 효과적이다.

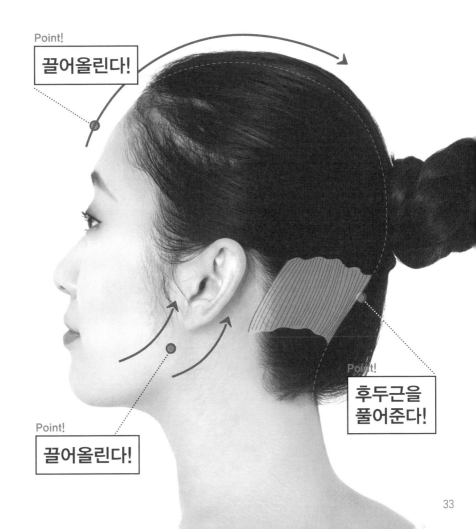

Point!

끌어올린다!

Point!

후두근을
풀어준다!

Point!

끌어올린다!

페이스-라인의 늘어짐을 머리 풀기로 해소

∨

후두근~목의 뭉침을 풀어서 리프팅

나쁜 자세나 눈의 피로에서 오는 후두부의 뭉침은 페이스-라인을 늘어지게 하는 심각한 원인이 된다. 목의 근육을 풀어서 등에서부터 얼굴을 끌어올리자.

Point!

촘촘하게 움직인다

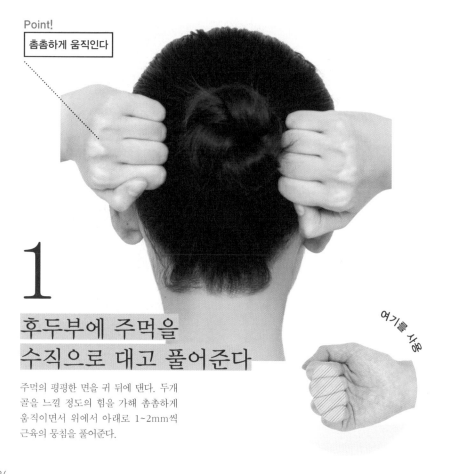

여기를 사용

1

후두부에 주먹을 수직으로 대고 풀어준다

주먹의 평평한 면을 귀 뒤에 댄다. 두개골을 느낄 정도의 힘을 가해 촘촘하게 움직이면서 위에서 아래로 1~2mm씩 근육의 뭉침을 풀어준다.

2 밑으로 이동해 머리의 끝부분까지 풀어준다

위치를 옮기면서 후두부를 거침없이 풀어준다. 머리와 목의 경계는 뭉치기 쉽기 때문에 정성스럽게 풀어준다. 목과 어깨의 뭉침도 마사지하면 등판에서부터 끌어올려지는 효과가 더해진다.

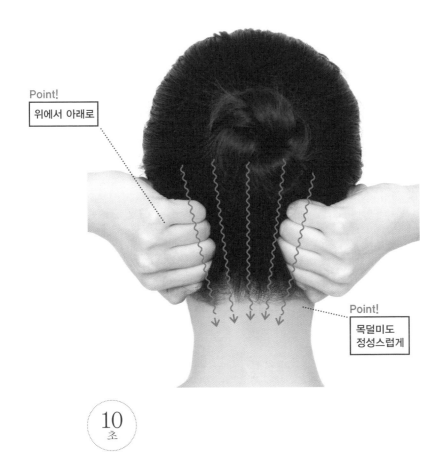

Point!
위에서 아래로

Point!
목덜미도
정성스럽게

10
초

페이스-라인의 늘어짐
을 방지하려면 끌어올린다

후두부에서부터 윗턱을 움직이는 훈련을 한다

후두부가 딱딱해지면서 윗턱의 움직임이 나빠져 아래턱만 사용하게 된다. 안 쓰고 있는 근육을 쓰자!

더욱더 머리 풀기를 플러스

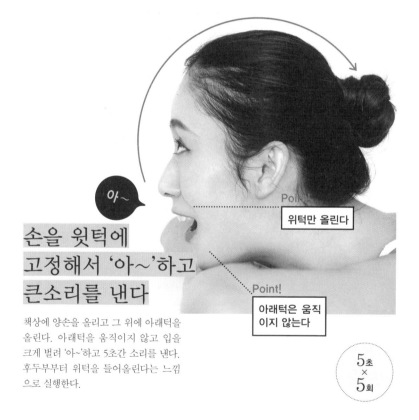

아~

Point!
위턱만 올린다

Point!
아래턱은 움직이지 않는다

손을 윗턱에 고정해서 '아~'하고 큰소리를 낸다

책상에 양손을 올리고 그 위에 아래턱을 올린다. 아래턱을 움직이지 않고 입을 크게 벌려 '아~'하고 5초간 소리를 낸다. 후두부부터 위턱을 들어올린다는 느낌으로 실행한다.

5초 × 5회

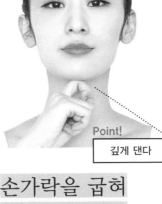

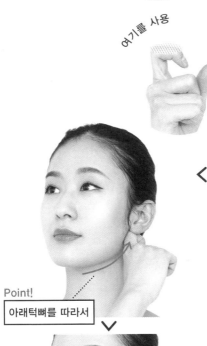

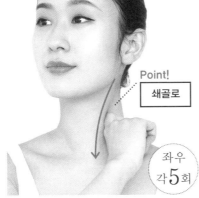

얼굴 풀기도 플러스

여기를 사용

페이스-라인을
오일 마사지

앞으로 숙인 자세로 턱을 당긴 상태가 지속되면 목 림프의 흐름이 나빠져서 뭉침이나 늘어짐의 원인이 된다. 림프를 눌러서 흐름을 좋게 하는 마사지로 상쾌하게!

Point!
깊게 댄다

Point!
아래턱뼈를 따라서

손가락을 굽혀
턱의 중심에서
귀밑, 쇄골까지
마사지

잘 미끄러지도록 마사지 오일을 얼굴과 목에 골고루 바른다. 검지를 굽혀서 턱의 중심에 대고 뼈 밑을 따라서 귀밑까지 쓸어올린다. 그리고 목덜미를 따라서 쇄골까지 노폐물을 흘려보내듯 따라 내려간다. 왼쪽을 할 때는 오른손, 오른쪽을 할 때는 왼손을 사용한다.

Point!
쇄골로

좌우
각5회

머리 풀기하기 전에 플러스

'귀 돌리기'로 효과 상승!

귀 주변에는 머리나 얼굴로 연결되는 근육이 모여 있다. 이 부분을 풀어주면, 한꺼번에 혈액순환이 개선되면서 '머리 풀기'와 '얼굴 풀기'의 효과가 더해진다. '머리 풀기' 전에 귀 돌리기하는 것을 추천한다.

귀를 손바닥으로 감싸서 힘을 주면서 돌린다

볼, 귀, 측두부를 손바닥으로 감싸서 끌어올리듯이 뒤쪽으로 돌린다. 귀 주변에 림프선이 많다. 자극을 주어 흐름을 원활히 하면 뭉쳐짐을 풀 수 있다.

10초

'머리 풀기'+'얼굴 풀기'로 얼굴의 '노안 신호' 를 해소

눈 밑의 늘어짐이나 눈꼬리의 주름, 볼 패임, 목의 주름
…. 나이와 함께 늘어가는, 늙어 보이는 신호다. 확실한
효과를 볼 수 있는 '머리 풀기'로 개선하자. '얼굴 풀기'
도 추가해서 리프팅하면 시행 전보다 젊어 보이는 얼굴
이 된다

나이가 들어 포기했던 얼굴 피부, 점점 짙어가는 '노안 신호'를 머리 근육의 뭉침 해소로 개선

PART 2에서는 신경 쓰이는 얼굴의 '노안 신호'를 관리하는 방법을 소개한다. PART 1의 3가지 늘어짐을 막는 마사지법을 매일 할 수 있다. PART 2에서는 지금 당장 신경 쓰이는 '노안 신호' 관리 방법을 소개한다.

눈 밑의 늘어짐이나 다크서클, 이마의 주름, 늘어진 입꼬리 등 얼굴이 늙어가는 '노안 신호'. PART 1에서 실행한 '3가지 늘어짐' 방지와 마찬가지로 머리의 표면적, 일시적 개선에 그치지 않고 근본적인 리프팅이 가능하도록 소개한다. 지금까지의 피부 관리나 얼굴 관리에 한계를 느꼈다면 모쪼록 '머리 풀기'를 시도해보자. 고민하던 얼굴 부위가 정확하게 개선될 뿐만 아니라 얼굴 전체의 균형이나 피부의 상태도 정돈되고 표정도 밝아진다.

피부 관리를 할 때, 목욕할 때, 시간도 힘도 들이지 않는 시술은 이 방법뿐이다. '머리 풀기'만으로도 효과가 있지만 '얼굴 풀기'도 같이하면 더 효과를 볼 수 있다.

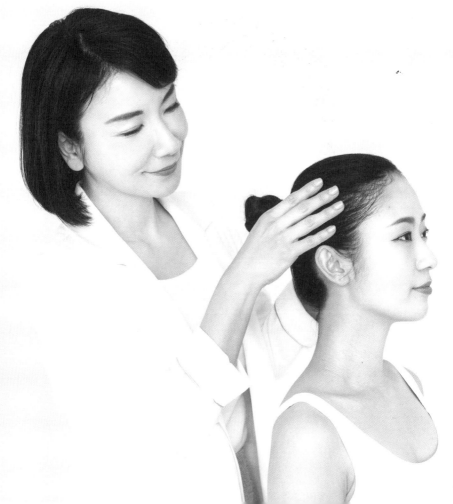

눈 밑의 늘어짐

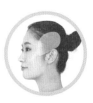

줄어든 **측두근**을 풀어서
눈 주변의 혈액순환을 원활히 한다

측두근이 뭉치면 눈 주변의 근육이 줄어들어 혈행, 즉 혈액순환이 나빠진다. 볼이 당겨지지도 않고, 볼과 연결되어 있는 눈둘레근이 아래로 처지고 늘어진다.

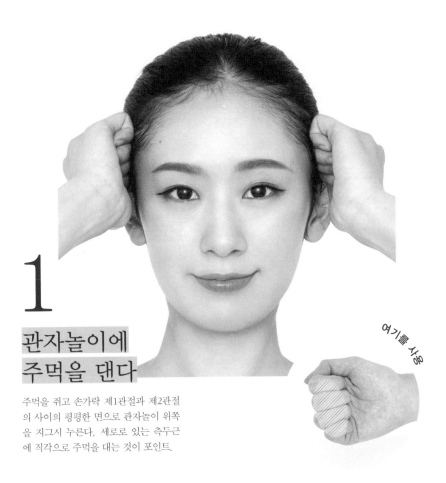

1

관자놀이에
주먹을 댄다

여기를 사용

주먹을 쥐고 손가락 제1관절과 제2관절의 사이의 평평한 면으로 관자놀이 위쪽을 지그시 누른다. 세로로 있는 측두근에 직각으로 주먹을 대는 것이 포인트.

2 촘촘하게 움직이면서 돌린다

측두근이 처지지 않도록 하기 위해 정면을 응시한 상태로 헤어라인부터 귀 뒤까지 위아래로 촘촘히 지그재그로 움직이면서 풀어준다. 어금니를 악물지 않도록 한다.

10
초

Point!

뼈를 느끼면서
촘촘하게 움직인다

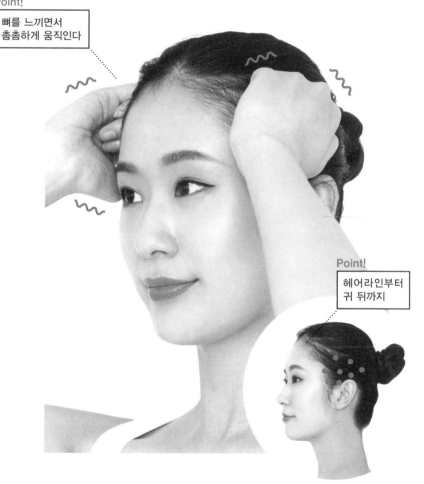

Point!

헤어라인부터
귀 뒤까지

눈 밑의 늘어짐

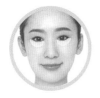

사용하지 않고 느슨해진 **눈 밑**의 근육을 트레이닝

얼굴 풀기도 플러스

눈을 뜨고 감을 때 눈 밑을 사용하지 않는 사람이 대부분이다. 눈둘레근이 약해져서 느슨해졌기 때문에 눈 밑 근육을 확실하게 단련한다.

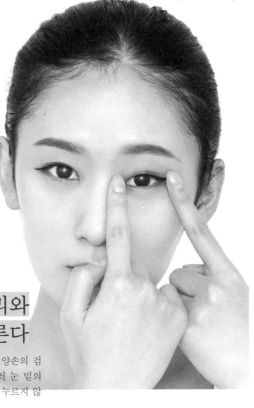

1

검지로 눈머리와 눈꼬리를 누른다

양쪽 눈을 번갈아 실행한다. 양손의 검지로 눈머리와 눈꼬리를 눌러 눈 밑의 근육을 자극한다. 너무 세게 누르지 않도록 한다.

2 눈두덩이는 움직이지 않고 눈 밑만 감는다

눈의 양쪽을 누른 상태로 시선은 위로 향하고 눈 밑만 감는다. 눈부실 때의 눈처럼 하는 것이 포인트. 반대쪽도 마찬가지.

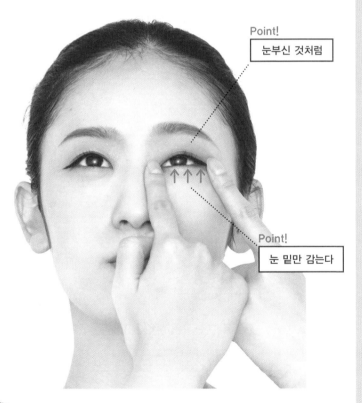

Point!
눈부신 것처럼

Point!
눈 밑만 감는다

한쪽 눈
10회

눈꼬리의 주름

⌄

딱딱해진 **눈둘레근**에 자극을 주어 풀어준다

눈이 피로해지면 눈둘레근이 딱딱하게 굳어 눈가 피부가
처져 주름이 된다. 피로한 눈에 효과적인 '태양혈'의 주변을
자극해 근육의 탄력을 높여준다.

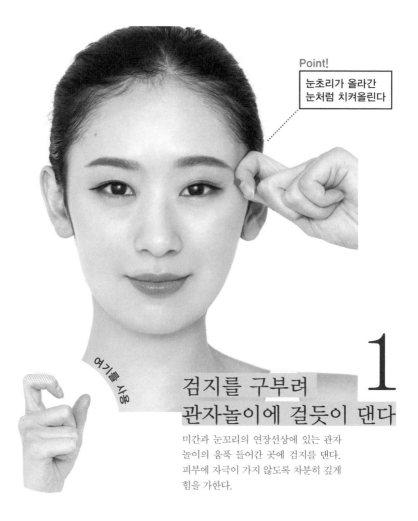

Point!

눈초리가 올라간
눈처럼 치켜올린다

여기를 사용

1

검지를 구부려 관자놀이에 걸듯이 댄다

미간과 눈꼬리의 연장선상에 있는 관자
놀이의 움푹 들어간 곳에 검지를 댄다.
피부에 자극이 가지 않도록 차분히 깊게
힘을 가한다.

2 고개를 기울여, 힘을 주면서 끌어올린다

피부를 끌어올린 상태로 머리를 기울여 머리의 무게로 힘을 가한다. 헤어라인을 향해 조금씩 이동하면서 마사지하면 효과적이다. 반대쪽도 마찬가지.

좌우 각 **10**초

Point!

머리를 기울인다

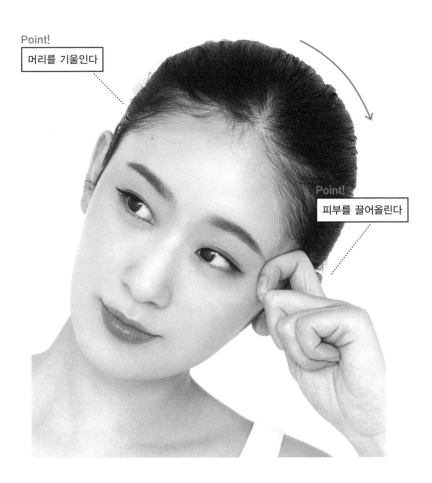

Point!

피부를 끌어올린다

눈꼬리의 주름

눈의 피로를 푸는 혈(穴), 동자료(瞳子髎)를 풀어준다

얼굴 풀기도 플러스

안구가 피로해지면 눈 주변의 혈액순환을 나쁘게 하고 근육의 뭉침을 유발한다. 스마트폰이나 컴퓨터로 혹사한 눈은 주변의 혈을 풀어 상쾌하게 해준다.

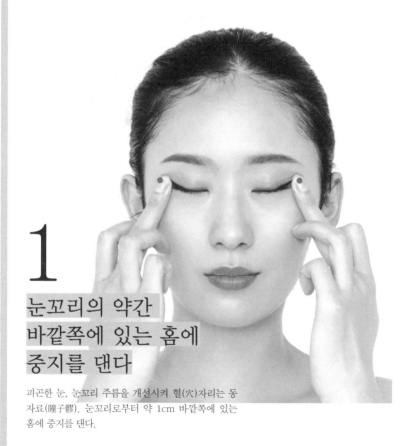

1

눈꼬리의 약간 바깥쪽에 있는 홈에 중지를 댄다

피곤한 눈, 눈꼬리 주름을 개선시켜 혈(穴)자리는 동자료(瞳子髎). 눈꼬리로부터 약 1cm 바깥쪽에 있는 홈에 중지를 댄다.

2 약간 끌어올리면서 누른다

혈(穴)자리를 잡은 다음에 대각선 위로 끌어올려
천천히 힘을 가한다. 5초간 누르고, 5초간 손을
뗀다. 호흡은 멈추지 말 것.

10
초

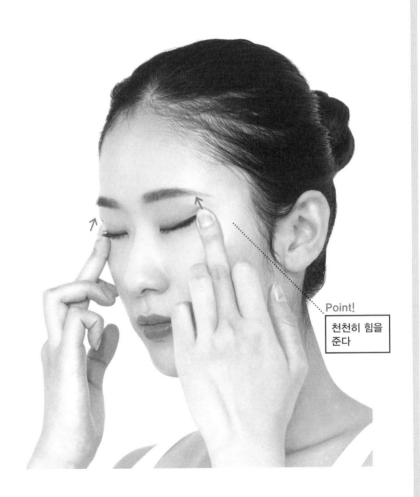

Point!

**천천히 힘을
준다**

이마의 주름

딱딱해진 **전두근**을
머리의 무게를 이용해서 풀어준다

생각이나 고민이 많으면 뭉치기 쉬운 전두근. 근육이
딱딱해지면 피부가 처져서 주름으로 변한다. 정성스럽
게 전두근을 풀어 탄력을 되살린다.

여기를 사용

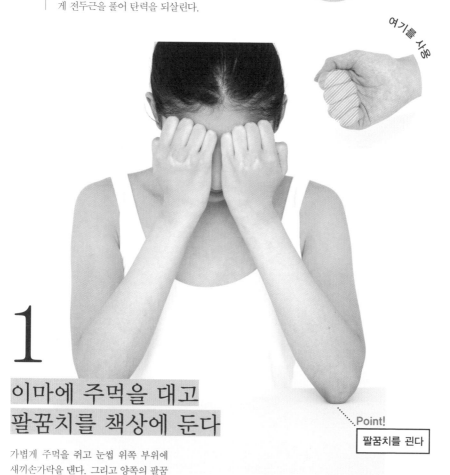

1

이마에 주먹을 대고
팔꿈치를 책상에 둔다

가볍게 주먹을 쥐고 눈썹 위쪽 부위에
새끼손가락을 댄다. 그리고 양쪽의 팔꿈
치를 책상에 대고 주먹에 기대면서 힘을
가한다.

Point!

팔꿈치를 괸다

2 주먹을 촘촘히 움직이면서 이마 전체를 푼다

작은 원을 그리면서 주물러서 푼다. 조금씩 바깥으로 위치를 바꾸면서 관자놀이까지 4~5곳을 행한다. 이마의 가운데, 헤어라인도 마찬가지로 중심에서 바깥으로 푼다.

4~5곳
×
5회
×
3세트

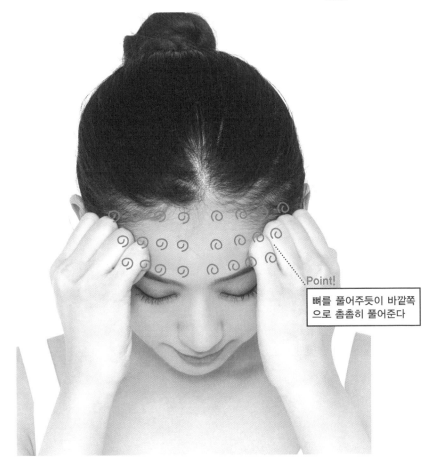

Point!

뼈를 풀어주듯이 바깥쪽으로 촘촘히 풀어준다

이마의 주름

눈꺼풀 근육도 단련시켜 눈의 힘도 업그레이드

눈을 뜰 때 눈꺼풀의 근육을 사용하지 않고 이마의 근육만 사용하면 이마에 주름을 만드는 원인이 된다. 눈꺼풀의 근육만으로 눈을 뜰 수 있도록 훈련한다.

얼굴 풀기도 플러스

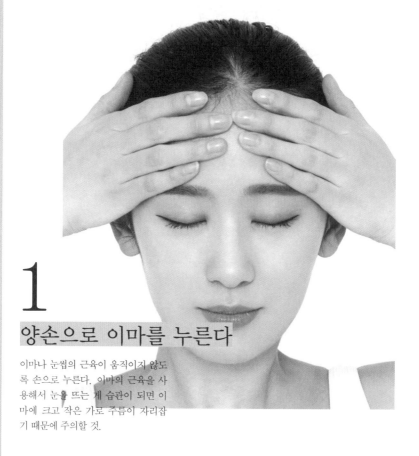

1

양손으로 이마를 누른다

이마나 눈썹의 근육이 움직이지 않도록 손으로 누른다. 이마의 근육을 사용해서 눈을 뜨는 게 습관이 되면 이마에 크고 작은 가로 주름이 자리잡기 때문에 주의할 것.

2 이마를 움직이지 않고 눈덩이를 끌어올려 눈을 뜬다

이마의 근육이 움직이지 않도록 손으로 확실하게 잡고 눈덩이 힘만으로 눈을 뜬다. 천천히 눈을 뜨고 감는 것을 10회 반복한다. 얼굴이 올라가지 않도록 거울로 확인하면서 실행한다.

Point!

이마에 주름이
생기지 않도록

Point!

눈덩이 힘만으로
눈을 뜨고 감는다

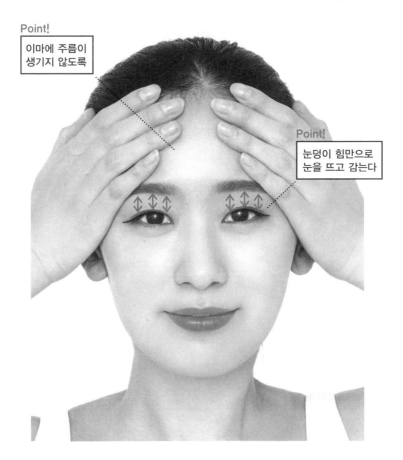

미간의 주름

귀 주변의 근육을
풀어서 혈액순환을 돕는다

측두부~귀 주변이 뭉치면 눈 주변의 혈액순환이 막혀 눈썹의 근육도 긴장한다. 머리와 얼굴에 이어져 있는 귀 주변 근육을 자극해 효과적으로 혈액순환을 촉진한다.

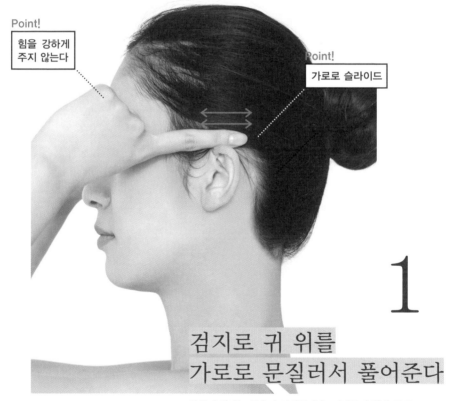

Point!
힘을 강하게
주지 않는다

Point!
가로로 슬라이드

1

검지로 귀 위를
가로로 문질러서 풀어준다

귀를 움직이는 근육이 이개근이다. 이개근이 알게 모르게 긴장하고 있기 때문에 가볍게 문지르면서 풀어준다. 상이개근은 세로 방향이기 때문에 손가락으로 옆으로 살살 문질러 긴장을 풀어준다.

2

귀 앞을
세로 방향으로
문질러 풀어준다

귀 앞에 있는 전이개근은 가로 방향이기
때문에 세로로 위에서 아래로 문질러 풀
어준다. 귀 앞에 림프선도 있어 자극하
면 혈액순환이 좋아진다.

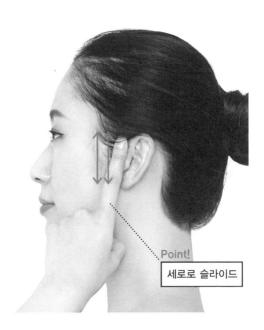

Point!
세로로 슬라이드

3

귀 뒤를
세로 방향으로
문질러서 풀어준다

후이개근도 가로 방향이기 때문에 위에
서 아래로 세로로 살살 문질러 긴장을
풀어준다. 뒤에도 림프선이 있기 때문에
뭉침이 해소되어 혈행을 돕는다

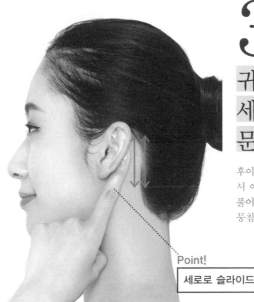

Point!
세로로 슬라이드

각
10초

미간의 주름

주름의 원인이 되는 **눈썹 근육**을 마사지

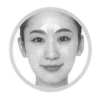

눈썹 위 눈썹 주름근은 인상을 찌푸릴
때 사용하는 근육이다. 긴장해서 뭉치면
주름이 깊어지기 때문에 풀어야 한다.

얼굴 풀기도 플러스

3곳
×
상·외
각10회

Point!
눈썹머리를 잡는다

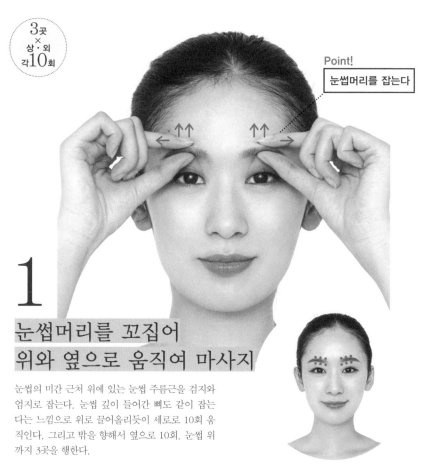

1

눈썹머리를 꼬집어 위와 옆으로 움직여 마사지

눈썹의 미간 근처 위에 있는 눈썹 주름근을 검지와
엄지로 잡는다. 눈썹 깊이 들어간 뼈도 같이 잡는
다는 느낌으로 위로 끌어올리듯이 세로로 10회 움
직인다. 그리고 밖을 향해서 옆으로 10회. 눈썹 위
까지 3곳을 행한다.

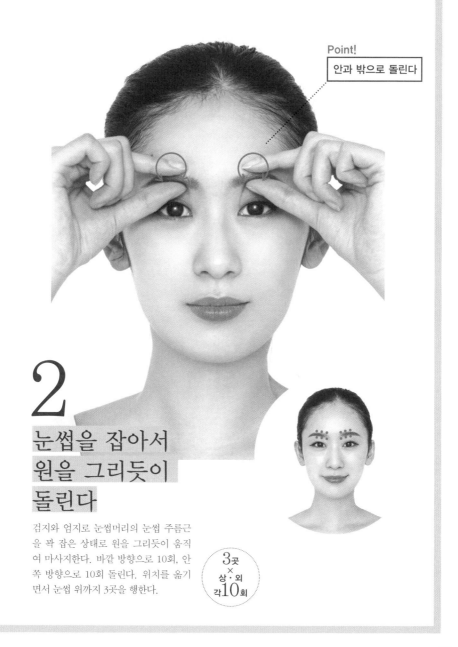

Point!

안과 밖으로 돌린다

2

눈썹을 잡아서 원을 그리듯이 돌린다

검지와 엄지로 눈썹머리의 눈썹 주름근을 꽉 잡은 상태로 원을 그리듯이 움직여 마사지한다. 바깥 방향으로 10회, 안쪽 방향으로 10회 돌린다. 위치를 옮기면서 눈썹 위까지 3곳을 행한다.

3곳
×
상·외
각10회

볼의 패임

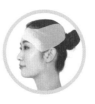

머리 긴장을 풀어
광대뼈의 퍼짐을 막는다

측두부가 뭉쳐지면 머리(통)가 부어오른다. 이에 연동되어 볼의 뼈도 옆으로 퍼져 볼 패임이 생긴다. 측두부의 긴장을 풀어주는 것이 포인트이다.

10
초

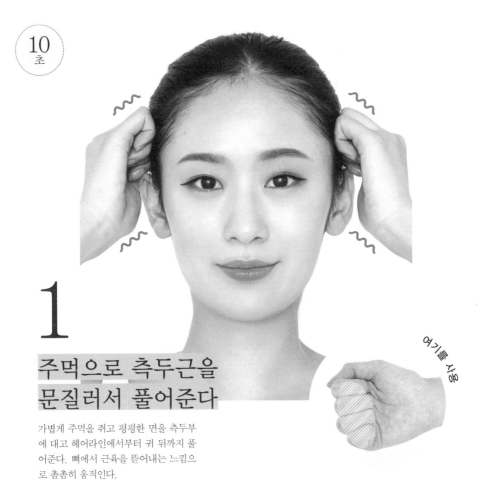

1

주먹으로 측두근을
문질러서 풀어준다

가볍게 주먹을 쥐고 평평한 면을 측두부에 대고 헤어라인에서부터 귀 뒤까지 풀어준다. 뼈에서 근육을 뜯어내는 느낌으로 촘촘히 움직인다.

여기를 사용

2 머리를 중점적으로 확실하게 풀어준다

머리 중앙부의 모상건막과 측두근이 연결되어 있는 머리(통)는 특히 뭉치기 쉬운 곳이다. 주먹의 평평하게 대고 촘촘히 움직이면서 풀어준다. 아프지만 기분이 좋은 정도의 힘을 써서 해준다.

20
초

Point!

촘촘하게 풀어주면서
힘을 가한다

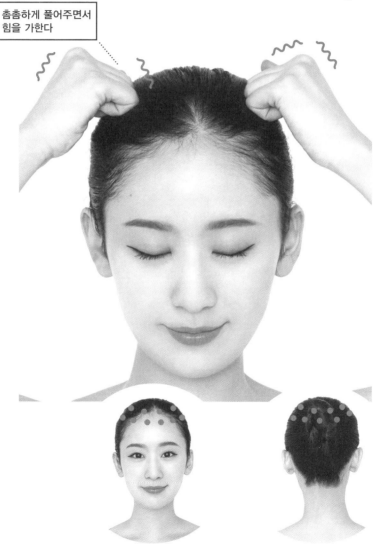

볼의 패임

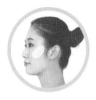

밖으로 튀어나온
광대뼈를 밀어넣는다

측두근이 딱딱하게 굳으면 광대뼈가 당겨져서 밖으로 퍼진다. 게다가 볼 밑에도 그림자가 생겨 여윈 인상을 준다. 손에 힘을 줘서 근육의 긴장을 풀어주면서 광대뼈의 위치를 교정한다.

얼굴 풀기도 플러스

여기를 사용

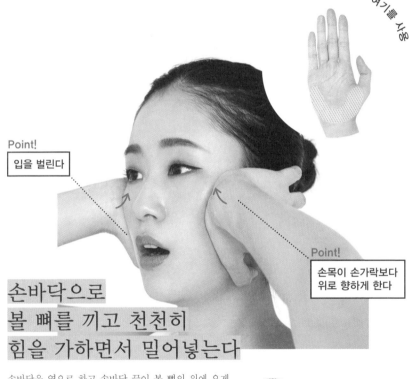

Point!
입을 벌린다

Point!
손목이 손가락보다 위로 향하게 한다

손바닥으로
볼 뼈를 끼고 천천히
힘을 가하면서 밀어넣는다

손바닥을 옆으로 하고 손바닥 끝이 볼 뼈의 위에 오게 하고, 손가락으로 측두부를 잡는다. 입을 벌려 손바닥으로 천천히 광대뼈를 얼굴의 안쪽으로 집어넣듯이 힘을 가한다.

10초 × 3회

얼굴 풀기를 더욱 플러스

머리 무게를 이용해 **광대뼈의 위치**를 교정한다

60쪽과 마찬가지로 머리 무게를 이용해 광대뼈를 집어넣는 느낌으로 움직인다. 얼굴 안쪽으로 밀어넣는 느낌으로 실행한다.

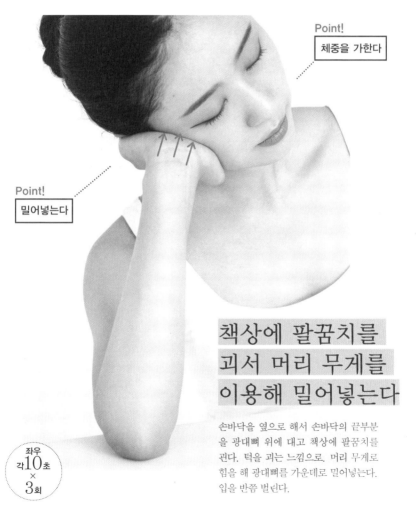

Point!

체중을 가한다

Point!

밀어넣는다

좌우
각10초
×
3회

책상에 팔꿈치를 괴서 머리 무게를 이용해 밀어넣는다

손바닥을 옆으로 해서 손바닥의 끝부분을 광대뼈 위에 대고 책상에 팔꿈치를 괸다. 턱을 괴는 느낌으로. 머리 무게로 힘을 해 광대뼈를 가운데로 밀어넣는다. 입을 반쯤 벌린다.

입꼬리의 처짐

머리로부터 이어지는
흉쇄유돌근을 풀어준다

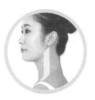

이를 악물거나 새우등 자세 때문에 생긴 목의 뭉침이 입꼬리를 올리는 근육 운동을 저지하기 때문에 입꼬리가 내려간다. 머리부터 쇄골로 이어지는 흉쇄유돌근(목빗근)의 긴장을 풀어 목의 위치를 바르게 정리하는 것으로 개선할 수 있다.

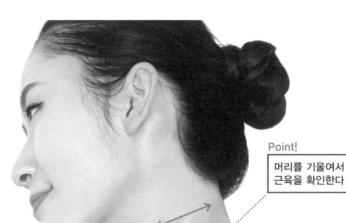

Point!

머리를 기울여서
근육을 확인한다

1

검지와 중지를 목근육에 대고 옆으로 움직인다

머리를 기울이면 나타나는 근육이 목빗근(흉쇄유돌근)이다. 검지와 중지를 머리의 끝부분에 가까운 목빗근에 대고 좌우로 움직이면서 풀어준다. 왼쪽은 오른손을 오른쪽은 왼손으로 실행한다.

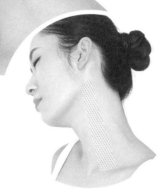

2 위치를 바꾸면서 쇄골까지 구석구석 풀어준다

목의 끝부분부터 쇄골 위까지 5곳을 두 손가락으로 풀어준다. 피부를 문지르지 말고 근육을 손가락으로 잡고 아프지만 기분 좋은 정도의 힘을 가해 풀어준다. 반대쪽도 마찬가지로 힘을 주어 행한다.

5곳
×
5회
×
3세트

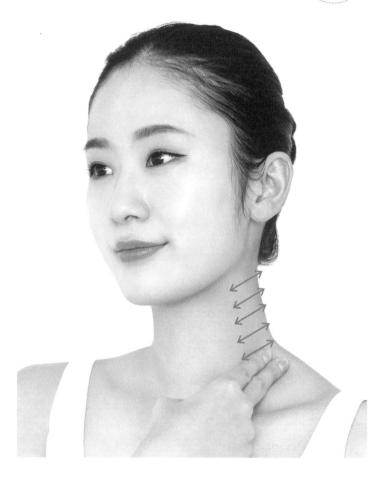

입꼬리의 처짐

입을 움직이는 근육을 단련해서 입꼬리를 올린다

입 주변을 감싸는 구륜근을 끌어올리는 볼의 근육이 약해져서 입꼬리가 내려간다. 근육 운동으로 근육을 업(up)시켜서 입꼬리가 올라가게 한다.

얼굴 풀기도 플러스

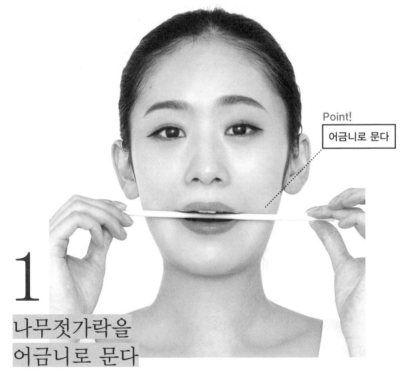

Point!
어금니로 문다

1

나무젓가락을 어금니로 문다

나무젓가락을 한 개 준비한다. 입을 벌려 나무젓가락을 입안 깊숙이 넣어 문다. 가능한 어금니로 무는 것이 포인트이다.

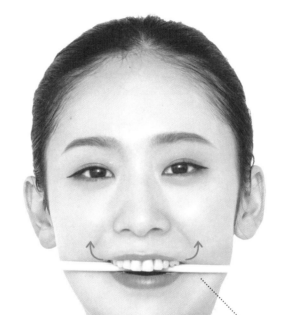

Point!

입꼬리를 위로
올린다

2

입꼬리를 올릴 수 있는 한
최대로 올려 1분간 유지

앞니를 보이면서 위로 입꼬리를 올린다. '에'의 '입 모양'으
로 볼도 올라가도록 하는 것이 중요하다. 힘들다고 느낄 때
1분간 유지해준다. 나무젓가락이 기울어지지 않도록 거울
로 확인하면서 실행한다.

1
분

하관 붓기

후두근의 뭉침을 풀어
새우등 자세부터 교정한다

하관 붓기(양옆 턱이 처짐)의 가장 큰 원인은 이를 악무는 것이다. 후두근이 뭉치면 머리를 뒤로 젖히기 힘들어져 새우등 자세가 된다. 얼굴이 처지면 악물기를 자주 하기 때문에 후두부부터 목의 뭉침을 풀어준다.

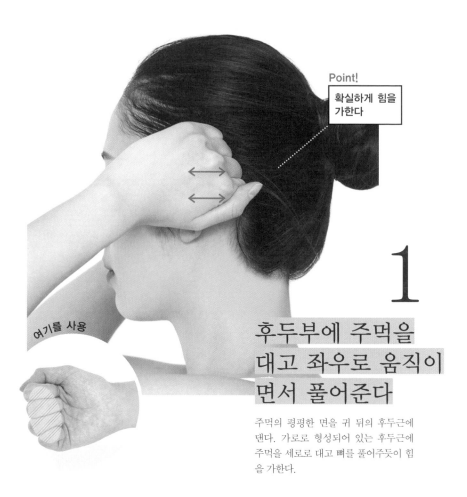

Point!

확실하게 힘을 가한다

여기를 사용

1

후두부에 주먹을 대고 좌우로 움직이 면서 풀어준다

주먹의 평평한 면을 귀 뒤의 후두근에 댄다. 가로로 형성되어 있는 후두근에 주먹을 세로로 대고 뼈를 풀어주듯이 힘을 가한다.

2 위치를 바꾸면서 목덜미까지 풀어준다

한 곳을 다섯 번씩 마사지하고 머리와 목의 끝부분에 있는 승모근까지 풀어주어 목의 뭉침을 풀어준다. 웅크린 자세가 개선되어 턱 주변의 긴장이 풀린다.

5곳
×
5회

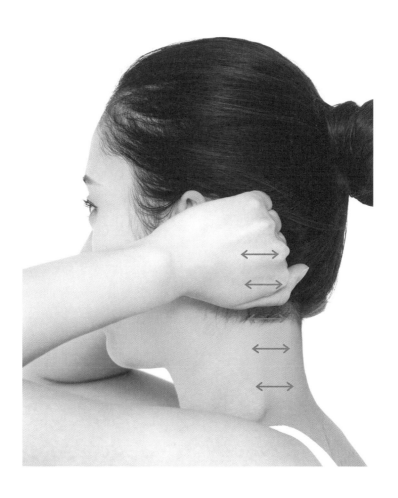

하관 붓기

이를 악물어서 딱딱해진 근육을 안쪽부터 풀어준다

얼굴 풀기도 플러스

무의식중에 이를 악무는 습관이 있는 사람은 교근 등의 볼 근육이 딱딱해진다. 뼈가 비틀어지면 양옆 턱이 튀어나온다. 볼의 근육을 풀어 해소해 준다.

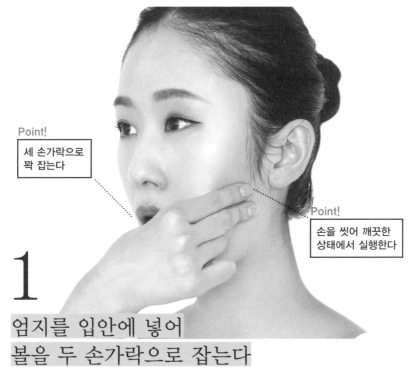

Point!
세 손가락으로 꽉 잡는다

Point!
손을 씻어 깨끗한 상태에서 실행한다

1
엄지를 입안에 넣어 볼을 두 손가락으로 잡는다

왼쪽 볼의 안쪽에 오른손 엄지손가락을 넣고 바깥쪽은 검지와 중지를 나란히 대서 볼의 근육을 잡는다. 입을 열고 닫을 때 움직이는 근육을 잡도록 한다.

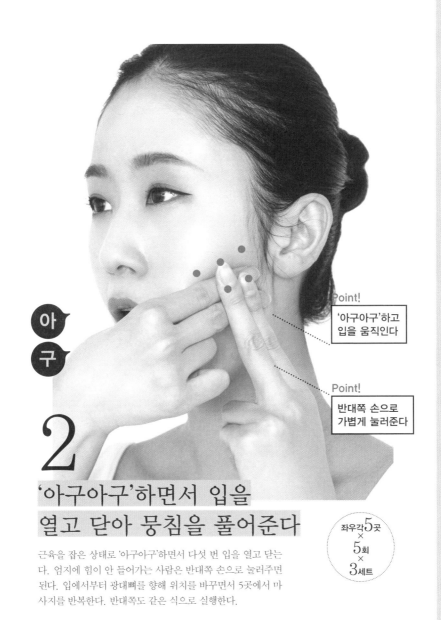

아
구

Point!
'아구아구'하고
입을 움직인다

Point!
반대쪽 손으로
가볍게 눌러준다

2

'아구아구'하면서 입을 열고 닫아 뭉침을 풀어준다

좌우각5곳
×
5회
×
3세트

근육을 잡은 상태로 '아구아구'하면서 다섯 번 입을 열고 닫는
다. 엄지에 힘이 안 들어가는 사람은 반대쪽 손으로 눌러주면
된다. 입에서부터 광대뼈를 향해 위치를 바꾸면서 5곳에서 마
사지를 반복한다. 반대쪽도 같은 식으로 실행한다.

목덜미의 주름

머리의 **뭉침**을 풀어
목덜미가 뭉치는 것을 풀어준다

머리 전체의 뭉침은 목, 어깨로 전달돼 골격이
틀어지고 자세가 나빠진다. 자주 턱을 당기게 되
면 목덜미가 뭉치기 때문에 목주름이 생기기 쉽
다. 새우등이 되지 않도록 머리의 뭉침을 풀어
예방한다.

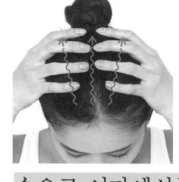

1 손으로 이마에서부터
두정부를 풀어준다

전신의 근육과 이어져 있는 두정근과 모
상건막의 뭉침부터 풀어준다. 손을 머리
중앙부 두피에 대고 헤어라인부터 후두
부까지 촘촘하게 움직인다

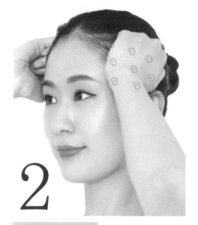

2
주먹으로
측두부를 풀어준다

측두부는 주먹을 사용해 뼈를 풀어주듯
이 힘을 가한다. 주먹을 옆으로 평평한
면이 머리에 닿도록 하고 헤어라인부터
귀 뒤까지 작은 원을 그리듯이 힘있게
눌러 풀어준다.

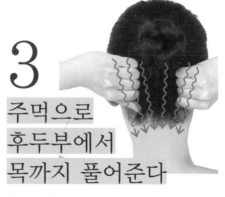

3
주먹으로
후두부에서
목까지 풀어준다

제대로 풀어주어야 한다. 주먹을 세로로 하고 귀 뒤에
서 목까지 풀어준다.

각
10초

1

검지와 중지로 옆을 풀어준다

머리를 기울여서 튀어나온 두꺼운 근육(흉쇄유돌근)에 검지와 중지를 댄다. 좌우로 조금씩 움직여 힘을 가하면서 풀어준다. 쇄골까지 5곳을 같은 방식으로 행한다. 좌측은 오른손을 우측은 왼손을 사용한다.

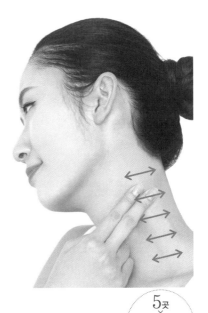

5곳
×
5회
×
3세트

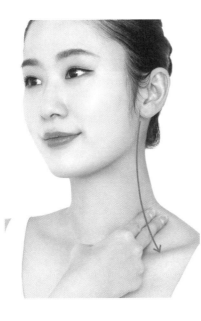

2

오일을 사용해서 목의 림프를 흐르게 한다

마사지용 오일을 목에 바른다. 검지와 중지를 흉쇄유돌근에 대고 귀 뒤에서부터 쇄골까지 쓸어내려 림프 흐름을 좋게 한다. 반대쪽도 마찬가지로 행한다.

'머리 풀기' Q & A

하루 중 언제 행하는 것이 효과적일까?

A 언제든 좋다

실행하는 시간대에 따른 효과의 차이는 없다. 머리의 뭉침이나 얼굴이 늘어졌다고 느꼈을 때 실행한다. 예를 들면 아침에 화장하기 전에 풀기하면 붓기가 빠져서 화장이 잘 먹을 것이다. 자기 전에 '머리 풀기'하면 긴장이 풀려 숙면을 취할 수 있다. 무리 없이 지속할 수 있는 시간대에 매일 실행하는게 중요하다.

'머리 풀기'는 어느 정도의 강도로 하면 좋은가요?

A 약간 아프지만 기분 좋은 정도의 힘을 가하면서 하는게 좋다

근육 깊은 곳까지 자극을 줘야하기 때문에 표면을 쓰다듬지 말고, 힘을 확실하게 가하는 게 효과적이다. 기분 좋은 아픔을 느끼는 정도가 제일 좋다. 너무 아프다 싶을 때는 머리가 상당히 뭉쳐 있다는 것이기에 조금씩 풀어주도록 한다. 힘이 약한 사람은 손가락보다는 주먹의 평평한 면을 사용할 것을 추천한다.

근육을 잡는 요령은?

A 손끝으로 뼈를 느끼는 것이 중요하다

근육은 뼈에 붙어있기 때문에 심부까지 잡기 위해서는 손끝으로 뼈를 느끼는 것이 중요하다. 머리나 얼굴은 근육이 얇기 때문에 뼈를 느끼기 쉽다. 뼈에 붙어 있는 근육을 떼어내는 듯한 느낌으로 촘촘히 마사지하는 게 효과적이다.

PART 3

'머리 풀기'로
백발·탈모 대책

아름다운 꽃이 피기 위해서는 토양이 중요한 것처럼, 보기에 좋고 풍부한 머리카락을 유지하기 위해서는 토대가 되는 두피를 건강하게 유지하는 것이 중요하다. 흰머리나 탈모를 예방하는 '머리 풀기'를 습관화하면서 머리 관리 방법을 되돌아보고, 뒷모습도 몰라볼 정도로 아름다운 머리털로 가꿔보자.

백발이나 탈모도
머리의 뭉침이 원인이다
재빠른 대응으로
상시 생기발랄한 머리로

머리 카락 생몰의 분기점은 30대 중반이라고 한다. 백발이나 탈모, 푸석거림, 굽어지는 머리카락, 부족한 머리숱 등 머리카락에 대한 고민이 나이가 들수록 점점 깊어간다. 근육의 심부까지 작용하는 '머리 풀기'로 뭉침과 혈액순환을 개선해 두피를 건강하게 유지하는 것이 보기 좋고 탄력이 있는 머리를 만드는 지름길이다.

흰머리가 생기거나 백발이 되는 이유는 아직 규명되지 않고 있다. 하지만 머리를 검은색으로 만드는 멜라노사이트의 세포분열이 원활하지 않는 것이 원인 중 하나로 꼽힌다. 검은 머리카락을 만드는 세포를 활성화하기 위해서는 혈액순환을 좋게 하고 모근에 영양을 주는 것이 중요하다.

탈모가 신경 쓰이는 사람은 근육이 없어 혈행이 막히기 쉬운 앞머리나 머리 중앙 부위를 중점적으로 풀어준다. 앞머리가 부어서 두피가 늘어나면 모공과 모공 사이의 간격이 넓어져 탈모가 두드러져 보인다. 이를 두피 마사지로 개선한다.

두피의 늘어짐은 모근이 늘어지는 원인이 된다. 머리가 뭉쳐서 두피가 늘어지면 모공이 변형돼 윤기가 사라지고 푸석한 머리카락으로 변한다. 이것도 '머리 풀기'로 케어한다.

샴푸하는 방법이나 머리 말리는 법도 다시 되돌아보고 젊을 때보다 더 아름다운 머리를 목표로 개선해 본다.

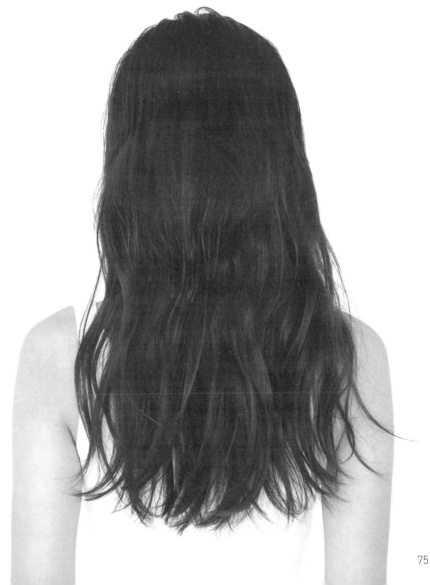

백발 · 탈모
를 방지하는
'머리 풀기'

값비싼 발모제를 구입해 써봐도 머리가 뭉쳐 있으면 효과를 볼 수 없다.
두개골을 풀어서 두피를 건강하게 하는 느낌으로 머리의 긴장을 풀고 혈
액순환을 좋게 해서 풍성하고 건강한 두피로 만들어보자.

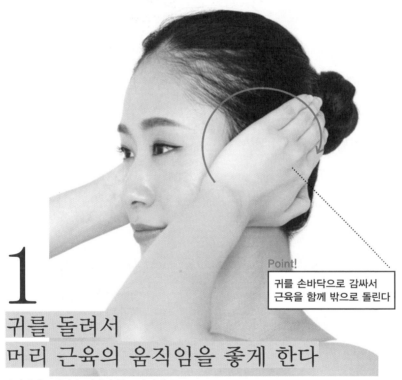

Point!

**귀를 손바닥으로 감싸서
근육을 함께 밖으로 돌린다**

1
귀를 돌려서
머리 근육의 움직임을 좋게 한다

손바닥의 끝부분을 귀밑에 두고 손바닥으로
귀를 감싼다. 손의 위치는 그대로 두고 앞으
로 처져 있는 근육을 끌어올리는 것처럼 뒤로
돌린다. 측두부와 연결되는 볼과 귀의 긴장을
풀어준다.

10
초

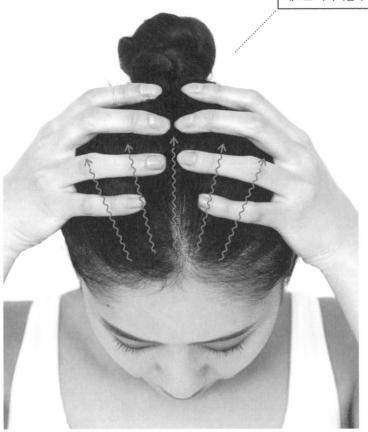

Point!

헤어라인부터 후두부
까지 촘촘하게 지그
재그로 마사지한다

2 전두근과 모상건막도 풀어준다

10
초

손을 두피에 대고 근막을 두개골에서 긁
어내듯이 1~2mm씩 움직이면서 풀어준
다. 헤어라인 → 후두부로 손의 위치를
촘촘히 이동시켜 머리 중앙 부위 전체의
뻣뻣함을 해소한다.

두피를 문지르지 말고 뼈를 잡아
마사지하는 느낌으로 실행한다

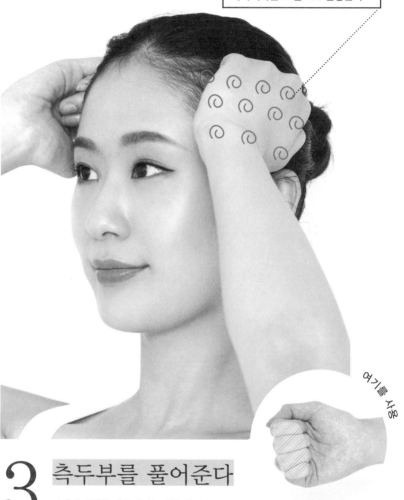

여기를 사용

3 측두부를 풀어준다

주먹의 평평한 면을 관자놀이에 대고 작
게 움직이면서 헤어라인에서 귀 뒤로 측
두근을 풀어준다. 그리고 뼈에 붙어있는
근육을 떼어낸다는 느낌으로 촘촘하게
움직인다.

10
초

Point!

후두부에서
목까지
위에서 아래로
촘촘하게
풀어준다

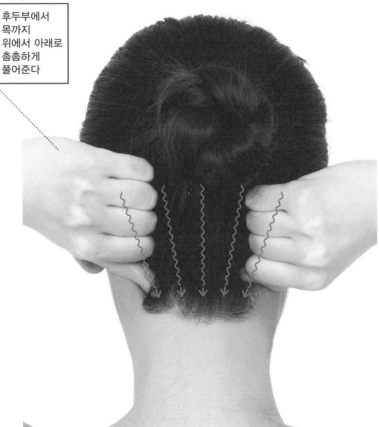

4 후두부~목을 풀어준다

(10 초)

귀 뒤 후두부에 주먹을 평평하게 대고
1~2mm씩 움직이면서 후두근을 풀어준
다. 두개골부터 목의 경계까지 풀어주면
혈액순환에 도움된다.

헤어브러시 마사지
도 백발·탈모 대책에
효과적

헤어브러시에 의한 적당한 자극도 두피의 혈액순환에 효과가 있어 추천한
다. 샴푸하기 전에 헤어브러쉬 마사지를 하면 모공이나 머리카락에 붙은
때를 없애 주기 때문에 머리 감기가 수월해진다.

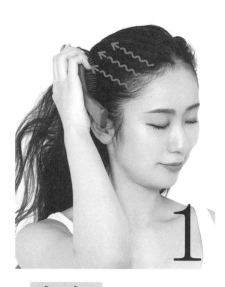

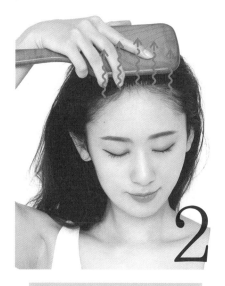

귀 위를
지그재그로 빗는다

머리카락이 건조한 상태에서 실행한다.
머리카락 끝의 엉킴을 풀어준 후에 헤어
브러시 전체를 사용해 측두부의 헤어라
인부터 뒤통수까지 지그재그로 촘촘하
게 빗어준다.

헤어라인에서부터
뒤통수를 향해 빗는다

머리 중앙부도 헤어라인부터 후두부까
지 머리카락을 끌어올리듯이 빗어준다.
머리털의 흐름에 거스르게 빗질함으로
써 모공의 때가 떨어지기 쉬워진다.

3

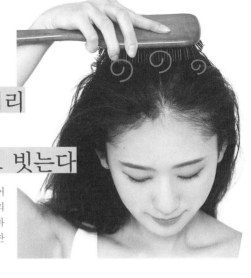

헤어브러시를 머리 중앙부에 대고 골뱅이 모양으로 빗는다

혈액순환이 안되는 머리 중앙부는 헤어 브러시 전체를 눌러 골뱅이 모양을 그리 면서 확실하게 자극을 준다. 위치를 바 꾸면서 머리 중앙 부위 전체를 마사지한 다.

4

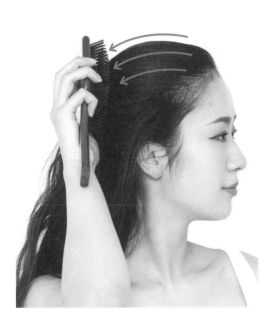

위에서 아래로 림프를 흘려 정돈한다

마지막으로 헤어라인에서부터 목덜미까 지 헤어브러시로 빗질해 림프가 흐르게 한다. 머리 중앙부에서 후두부, 측두부 에서 후두부로 구석구석까지 마사지해 준다.

헤어브러시 손잡이로 혈을 누르는 것도 효과적

머리에는 어깨 결림이나 눈의 피로, 혈 액순환을 돕는 혈이 많기 때문에 힘을 가하면 상쾌해진다. 끝이 둥근 것으로 실행한다.

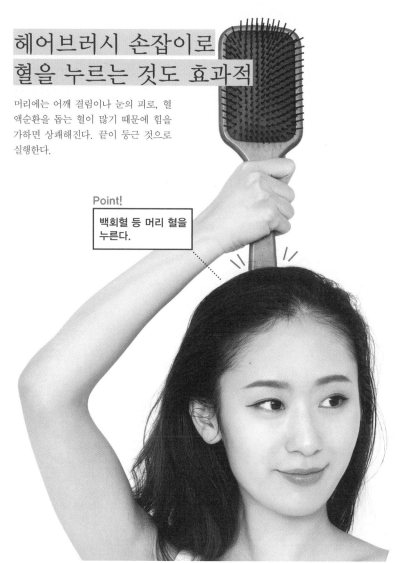

Point!

백회혈 등 머리 혈을 누른다.

※혈의 위치는 PART4(95쪽부터)를 참고한다.

두피용 헤어브러시를 사용하자

헤어브러시 마사지에는 쿠션감이 좋고, 솔의 밀도가 낮은 헤어브러시
사용을 추천한다. 동물털이나 눈썹용 브러시는 두피 관리에는 적합하지
않기 때문에 전용 브러시를 구입하는게 좋다.

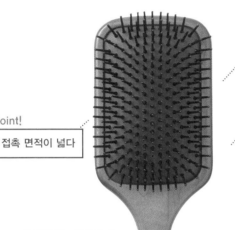

Point!
솔 모서리가 둥글다

Point!
쿠션감이 좋다

Point!
접촉 면적이 넓다

쿠션면에는 두피에 대
고 누르면 푸슛하고 공
기 빠져나가는 소리가
나는 게 좋다. 접촉면
이 넓고 손잡이도 길면
힘을 주기 쉽다. 파도
르 브러쉬 3,000엔(약
3만1천원) + VAT별도
/아베다

루프 형태의 브러시가 두피의
혈액순환을 촉진시켜 머리를
빗음과 동시에 두피 마사지의
효과를 볼 수 있다. 프로텍션
헤어 브러쉬 no.946 4,800엔(
약 5민원) + VAT 별도 / 아카
카파도쿄 미드타운 히비야

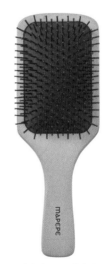

쿠션감이 좋고 기분 좋은 자
극을 줄 수 있다. 브러시 면
적이 넓고 한 번에 광범위하
게 케어할 수 있다. 마페페
푹신푹신 쿠션의 파도르 브
러시 1,200엔(약 1만4000
원) + VAT별도 / 샹티

샴푸 방식
을 바꿔
백발·탈모 대책을

두피 환경을 개선하고 건강한 머릿결이 자라기 위해서는 머릿결뿐만 아니라 두피를 청결하게 씻는 것도 의식해야 한다. 두피는 정성스럽게 씻고 머릿결 자체는 겸사겸사하는 정도로 충분하며 대충 물로 헹구는 것이 중요하다.

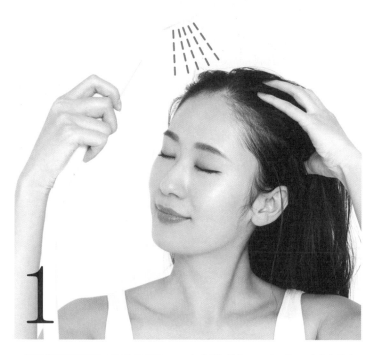

1

미지근한 물로
가볍게 헹궈
오염된 머리를 씻겨준다

미지근한 물(38도~40도)로 머리에 붙은 먼지나 피지를 씻는다. 두피를 만지면서 안쪽까지 제대로 헹궈주면 먼지나 피지를 7~8할 정도 씻어낼 수 있다.

샴푸는
가볍게 거품을 낸 다음
두피에 묻힌다

2

손에 짠 샴푸는 직접 피부나 머릿결에
거품 내는 것은 안된다. 손바닥으로 거
품 낸 다음에 머릿결에 묻힌다. 세안용
처럼 거품을 많이 낼 필요는 없다.

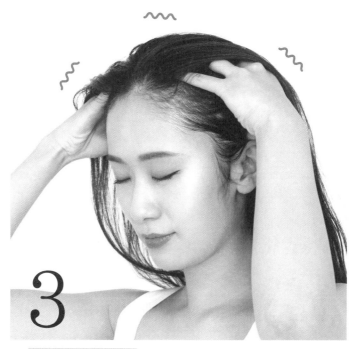

3

손가락으로
두피 전체를
주물러 씻어준다

거품을 낸 샴푸를 머리에 끼얹고 전체적
으로 거품이 골고루 퍼지도록 손가락으
로 두피를 마사지하듯이 씻는다. 손톱을
세우지 말고 살살 주물러서 씻는다.

4

머리 풀기(76~79쪽)를 해준다

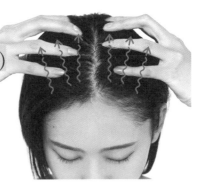

혈액순환이 잘되고 있는 상태에서 '머리 풀기'도 같이 해준다. 시간이 없을 때도 머리 감을 때 겸사겸사하면 하기 쉽고 피로도 풀 수 있다.

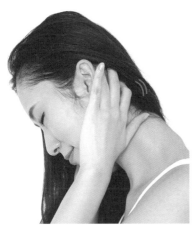

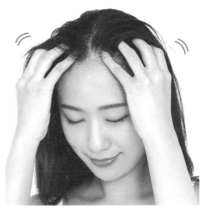

5 잘 안 씻는 헤어라인, 후두부, 귀 뒤를 정성스럽게 씻는다

머릿결이 밀집되어 있는 후두부는 충분히 씻겨지지 않는 경우가 많다. 헤어라인이나 귀 뒤 부위는 먼지나 피지가 쌓이기 쉽기 때문에 중점 씻도록 한다. 씻는 순서를 미리 정해두는 게 좋다.

6

손을 넣어서
제대로 헹군다

머릿결 안쪽으로 손을 넣어 두피를 만지
면서 헹군다. 제대로 헹구지 못하면 가
려워지거나 냄새가 난다. 귀 뒤나 후두
부는 특히 잘 헹궈지지 않기 때문에 주
의할 것!

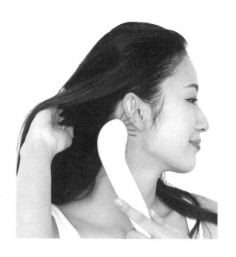

7

트리트먼트는
한 다발씩
주물러서 바른다

머릿결의 보수, 보습을 위한 트리트먼트
는 두피에 묻지지 않는 것이 철칙이다.
머릿결의 중간~끝부분에 바르고 한 다
발씩 가볍게 주무르면서 발라주어 침투
되게 한다.

8

몇 분 기다렸다가 헹군다

머릿결 한 가닥 한 가닥에 스며들도록 2~5분간 방치한다. 미
지근한 물로 미끌거리지 않을 때까지 헹군다.

머리 말리는 법

을 고치면
윤기와 볼륨을 유지할 수 있다

나이 듦과 동시에 신경 쓰기 시작하는 푸석거림과 늘어짐, 부족한 볼륨감
은 드라이나 빗질로 커버한다. 모근을 세우듯이 말리고 머리카락을 당겨
서 열을 주어 윤기를 낸다.

☑ 가르마에 신경 쓰지 말고 좌우로
머릿결을 쓸어올려 모근을 세워준다

평소 가르마의 반대편부터 쓸어올려 모
근을 향해 온풍을 쏴주면서 말린다. 좌
우 교대로 쓸어올려 모근을 세우면 풍성
해진다.

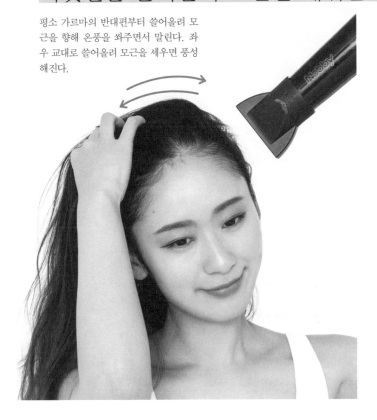

✓ 머릿결을 가볍게 당기면서 말리면 윤기가 흐른다

80~90% 정도 마르면 머릿결을 가볍게 잡아당겨 대각선 위에서 드라이의 따뜻한 바람을 쐬주고 마무리한다. 큐티클의 흐름이 정돈되어 윤기가 흐른다.

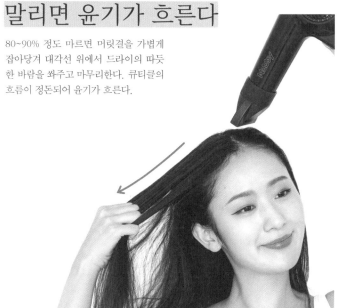

✓ 앞으로 머릿결을 넘겨서 세팅한다

단발~중단발의 경우, 머리 뒤에서 앞으로 머릿결을 넘겨 말리면 둥근 머리 모양을 따라 말려진다. 얼굴 주변을 가볍게 머리가 감싸기 때문에 얼굴이 작아 보이는 효과를 얻을 수 있다.

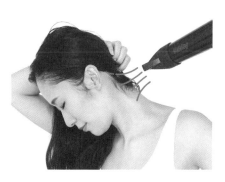

✓ 목에 따뜻한 바람을 대면 혈액순환에 좋다

드라이기를 목에서 15~20cm 정도 거리에서 온풍을 쐬주어 목을 따뜻하게 한다. 목의 긴장이 풀려 혈액순환에 도움을 주고 머리 뭉침도 개선된다. 건강한 머릿결이 자라게 하는 두피 환경을 만들 수 있다.

"사실은 유방암 치료로, 수년 전에 두피도 머릿결도 엉망진창이었습니다"

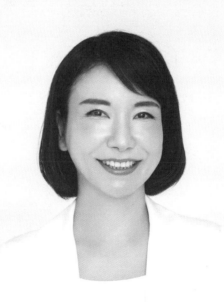

두발도 늙어감과 동시에 얇아지고 윤기도 사라진다. 하지만 평소 셀프케어를 제대로 한 덕분에 볼륨도 윤기도 유지할 수 있다. 누구보다도 매일 하는 '머리 풀기'의 중요성을 실감하고 있다.

약 7년 전, 유방암에 걸려 방사선치료를 받은 것이 계기였다. 몸 상태가 이곳저곳 나빠지고 두피나 머릿결에도 트러블이 생겼다. 폐암 치료는 받지 않았기 때문에 머리카락이 빠지지는 않았지만 본 적도 없는 엄청 큰 비듬이 떨어지고 모발량도 감소하고 머릿결도 얇아졌다. 모발도 늘어져 갑자기 늙어 보였던 모습을 기억한다. 미용 전문가로서 여성으로서도 큰 충격에 휩싸였다.

체력이 어느 정도 회복되고 나서 필자가 개발한 '머리 풀기'로 케어를 시작했다.

머리의 뭉침을 풀어주고 혈액순환을 위한 것뿐만 아니라 식사나 숙면, 운동 같은 생활을 다시 한번 되돌아봤다. 점점 두피의 상태도 개선되고 머릿결의 윤기나 볼륨도 회복되기 시작했다. 지금은 병에 걸리기 전보다 오히려 컨디션이 좋아진 것 같다고 느낄 정도다. 물론 '얼굴 풀기'도 병행한 덕분에 예전 피부 상태도 회복되었다.

관리를 꾸준히 하면 항암치료로 손상된 머릿결이나 두피까지 회복할 가능성이 충분히 있다는 것을 체험했다. 물론 다양한 조건에 따라서 효과가 달라질 수 있다. 하지만, '나이가 들었으니까'하고 포기하지 말고 '머리 풀기'를 시도해보고 지속 실행해 보자. 젊었을 적과 똑같이, 혹은 더 아름다워질 수 있다. 절대로 불가능하지 않을 것이다.

건강한 두피와 윤기 나는
머릿결을 회복하기 위해 실행한 것

☑ 매일 머리 마사지하기

암에 걸리기 전부터 매일 스스로 관리해 왔지만, 암에 걸린 후에는 보다 정성스럽게 머리를 풀어 주어 혈액순환을 돕고, 건강한 머릿결이 자라는 두피 환경을 만드는데 몰두했다. 샴푸할 때나 밤에 관리할 때 이외 자투리 시간에도 '머리 풀기'를 실행했다.

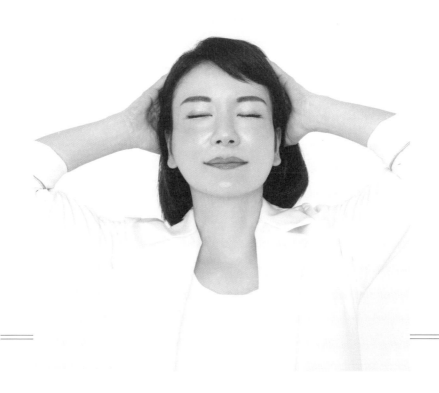

☑ 단백질, 비타민B군, 아연을 의식적으로 섭취한다

머릿결은 주로 단백질로 이루어져 있기 때문에 계란이나 두부, 살코기, 생선 등 양질의 단백질을 적극적으로 섭취하고 있다. 또한 단백질의 합성이나 대사를 돕는 비타민B군이나 혈액순환을 돕는 비타민E, 탈모를 방지하는 아연 등도 식사나 영양제로 반드시 보충하고 있다. 두피의 당화나 산화를 유발하는 달고 기름진 식사는 피하고 있다.

☑ 아무리 바빠도 숙면 시간을 확보한다

일어나 있는 시간이 길면 그만큼 머리의 긴장 상태가 지속된다. 숙면 중에 피로 회복이나 세포의 복원을 돕는 성장 호르몬이 분비되기 때문에 숙면은 두피 환경을 정돈하는데, 정말 중요하다. 질 좋은 숙면을 취하기 위해서는 아로마나 멜라닌의 보조제도 사용하고 있다. 자기 한 시간 전에는 핸드폰을 끄고 몸을 이완시킨다.

☑ 운동으로 정기적으로 몸을 움직인다

머리의 혈액순환을 위해서는 몸을 움직여 전신의 흐름을 좋게 하는 것이 필수적이다. 정기적으로 PT를 받고 있다. 헬스 후에는 산소 캡슐을 할 때도 있다. 몸이나 머리의 피로를 한 번에 풀 수 있다.

필자가 애용하는 헤어케어

계절이나 그때의 머릿결 상태에 따라 바꾸고 있지만, 자주 애용하는 헤어 아이템을 소개한다. 건강한 두피와 탄력, 윤기 나는 머릿결을 유지하기 위한 추천 상품이다.

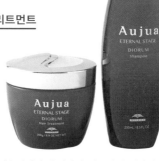

샴푸 & 트리트먼트

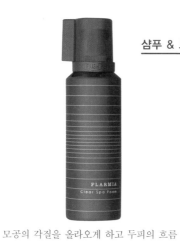

미용실에서 추천받아 사용하기 시작했다. 나이가 들수록 힘이 없어지는 머릿결도 탄력 있는 머릿결로 만들어준다.

〈그림의 우측부터〉 아쥬아 디오럼 샴푸 250ml 4,200엔(약 4만4천원) + VAT별도. 아쥬아 디오럼 헤어 트리트먼트 250g 5,200엔(약 5만4천원) + VAT별도 / 모두 미르본(미용실 전문용품)

모공의 각질을 올라오게 하고 두피의 흐름을 좋게 해주는 탄산 샴푸. 여성 노인의 냄새 대책에도 효과적이다. 프라미아 클리어스 퍼퓸 170g 2,500엔(약 2만7000원) + VAT 별도 / 미르본(미용실 전문용품)

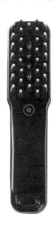

두피 관리

브러쉬에서 저주파가 나와, 기분 좋은 자극으로 딱딱해진 머리 피부를 풀어준다. 얼굴, 몸에도 사용할 수 있기 때문에 전신의 긴장을 풀어준다. 일렉트론 전기바늘 브러쉬 180,000엔(약 200만원) + VAT별도 / GM코포레이션

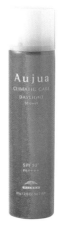

머릿결의 UV케어

두피나 머리카락도 자외선에 손상된다. 항상 자외선 차단제가 필요하다. 스프레이 타입이면 손쉽게 들고 다닐 수 있다. 아쥬아 데이라이트 샤워 SPF50+ / PA++++ 80g 1,200엔(1만4천원) + VAT별도 / 미르본(미용실 전문용품)

성인의 몸과 마음
부조화를

'머리의 혈 누르기'
로 정돈한다

어깨 뭉침이나 두통, 짜증, 핫플래시, 성인이
되면 늘어나는 컨디션 불량 등을 위한 자기
관리에는 머리 '혈 누르기'가 효과적이다. 한
점 누르기만 하면 되기 때문에 언제 어디서나
케어할 수 있다.

머리에는 자율신경을 관장하는 혈이 많아 지압해주면 몸뿐만 아니라 마음도 건강해진다

'**눈이** 흐리다', '짜증난다' 등 병은 아니지만 몸이나 마음의 상태가 좋지 않다. 늙음과 동시에 자주 생기는 부조화를 해소하기 위해서는 혈(穴) 누르기를 추천한다. 동양의학(東洋醫學)의 '경락(經絡)'에 따르면 흐름의 중요한 지점에 있는 것이 '경혈(經穴)'이라는 혈이다. 자극하면 혈액순환을 도와주고 자연치유력도 높여 준다.

머리에는 탈모나 두통, 어깨 뭉침, 눈의 피로 등 주로 머리나 얼굴 주변 관리에 효과적인 혈이 약 50개 정도 자리 잡고 있다. 잘 알려져 있는 부위는 머리 중앙부 중심에 위치하는 '백회혈'이다. 자율신경의 틀어짐이나 두통, 현기증, 불면증 등을 개선하는 효과가 있다. 스트레스를 받았을 때 이곳을 지압하면 긴장을 완화시킬 수 있다.

그 외에도 신체 부조화를 완화시켜 주는 혈이 많지만. 이 책에서는 성인 여성이 주로 고민하는 부위에 관계된 혈을 소개한다.

한 점을 누르기만 하면 되기 때문에 머리를 세팅한 이후에도 무방하다. 지하철 안에서, 일하는 도중에, 카페에서 차 한 잔하면서도 주변 시선을 의식하지 않고 실행할 수 있다. 언제 어디에서나 몸의 부조화를 느낀다면 혈을 눌러 지압한다.

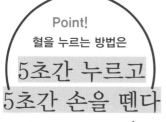

혈을 누를 때도 머리를 풀어주는 것과 같은 방식으로 손으로 천천히 수직으로 힘을 가하는 것이 중요하다. 숨을 내쉬면서 5초간 눌러주고 5초간 천천히 힘을 빼면서 손을 뗀다. 힘이 약한 사람은 손가락을 구부려 관절을 사용하거나, 끝이 날카롭지 않은 브러쉬 손잡이 등을 사용해도 좋다. 두피에 상처 주지 않는 것을 고른다.

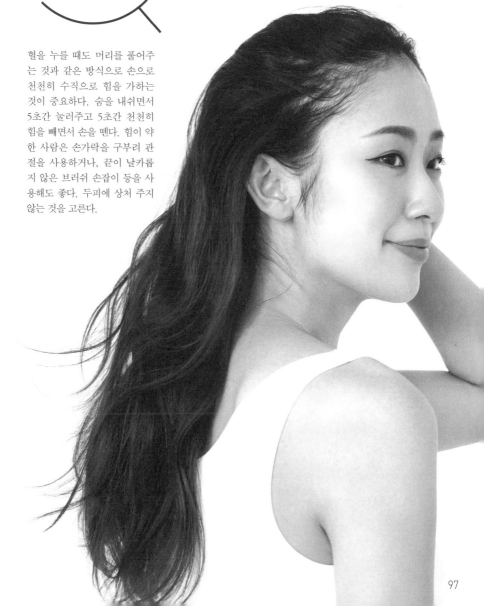

어깨 뭉침

목이 앞으로 나와 혈액순환이 잘되지 않는 어깨 뭉침을 '풍지(風池)'혈 지압으로 해소

눈의 피로나 목의 혈액순환을 돕는 '풍지'를 지압해 어깨
나 목의 뭉침을 해소한다. 엄지로 천천히 눌러 올리듯이
힘을 가한다.

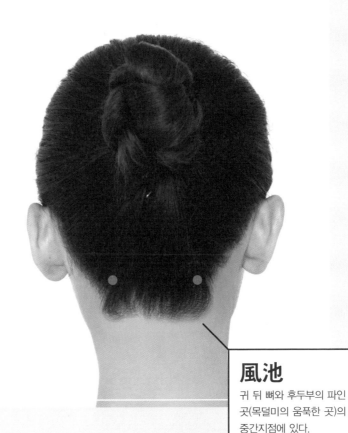

風池

귀 뒤 뼈와 후두부의 파인
곳(목덜미의 움푹한 곳)의
중간지점에 있다.

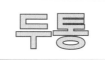

두통

머리가 무겁고 나른한 통증에는 '통천(通天)' 탈모 예방에도 효과적

목이 경직되어 찾아오는 두통은 머리 중앙부에 있는 '통천'을 중지로 지압해 해소한다. 두피 혈액순환을 돕기 때문에 탈모 예방에도 효과적이다.

通天

헤어라인 위쪽 머리털이 시작되는 곳에서부터 엄지 4~5마디 정도 뒤에 있는 혈

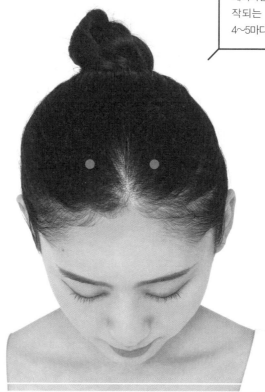

눈의 피로

혈류의 막힘으로 흐려진 눈이나 편두통은 '함염(頷厭)'으로 해소

스마트폰이나 PC를 보거나 스트레스로 뭉쳐 굳어 있는 눈의 관리에 효과적이다. 중지로 천천히 힘을 가해 긴장을 풀어준다.

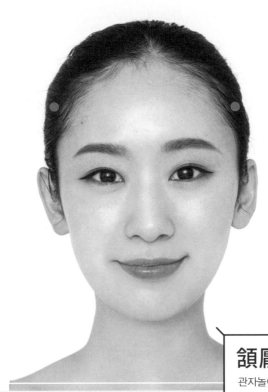

頷厭

관자놀이 위의 머리털이 난 부분에 손을 대고 입을 열고 닫을 때 움직이는 곳

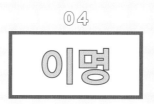

이명

머리 뭉침에 의한 귀 막힘에는
'각손(角孫)'을 자극

이명의 원인은 다양하지만 측두부의 뭉침에서 오는 증상
에는 '각손'이 효과적이다. 림프의 흐름도 좋아진다.

角孫
귀를 접었을 때 귀의 가장
윗부분에 있다.

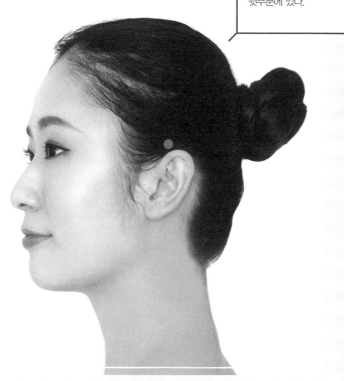

안면홍조(핫플래시)

자율신경을 정돈하는 '백회(百會)'로 냉증을 진정시킨다

갱년기의 증상 중 하나인 안면홍조는 자율신경의 흐트러짐으로 생긴다. '백회'는 짜증과 우울증도 완화시켜 주는 만능혈이다.

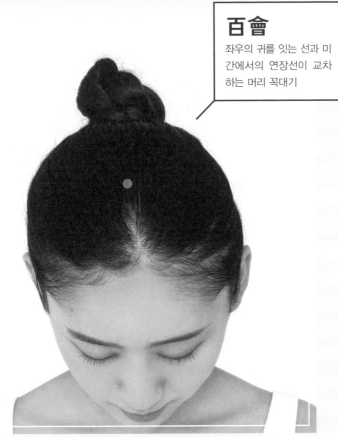

百會

좌우의 귀를 잇는 선과 미간에서의 연장선이 교차하는 머리 꼭대기

짜증

정신적 피로가 나타나기 쉬운 목의 뒤에 있는 '천주(天柱)'를 자극

스트레스나 피곤함에서 오는 짜증은 목 뒤의 '천주'가 효과적이다. 여기를 지압해 목의 뭉침을 풀어주면 혈액순환을 도와 짜증이 사라진다.

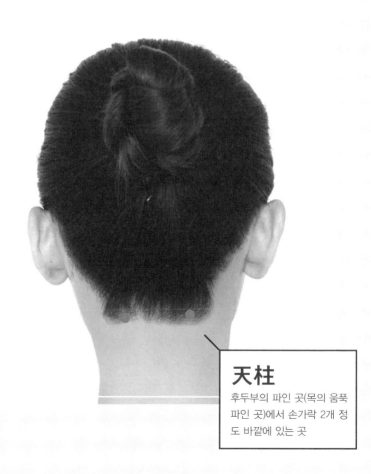

天柱

후두부의 파인 곳(목의 움푹 파인 곳)에서 손가락 2개 정도 바깥에 있는 곳

기운이 처지거나 늘어진다

정신이 불안정한 상태나
불면증에는 '신정(神庭)'혈로 완화한다

짜증이나 불안, 가라앉은 기분을 완화해주는 효과가 있는
게 '신정'혈이다. 자율신경의 흐트러짐도 정돈해주어 숙
면할 수 없는 사람에게도 효과적이다.

神庭

미간의 중심의 연장선상
으로, 헤어라인보다 조금
위에 있다.

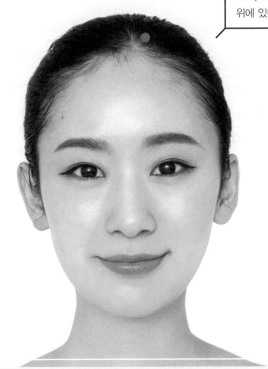

등과 목의
뭉침을 풀어주면
'머리 풀기'의 효과가 배가된다!

나쁜 자세는 머리 뭉침의 큰 원인 중 하나이다. 목이나
등의 긴장을 풀어주어 머리의 뭉침을 예방할 수 있다.
의외로 뭉쳐 있는데도 느끼지 못하는 사람이 많기 때문
에 정기적인 관리가 필요하다. '머리.풀기'의 효과도 한
층 배가된다.

머리의 뭉침은 목과 등을
이완시켜 해소할 수 있다

'머리 풀기'의 효과를 높이기 위해 목이나 등의 마사지를 추천한다. 살롱 워크에서도 목이나 등을 리랙스하면 한꺼번에 머리가 풀려 얼굴도 리프팅 됐다는 사례가 많다.

스마트폰이나 PC에 집중하면 턱이 앞으로 나가거나 너무 당겨서 목 뒤나 어깨에 이어지는 근육이 딱딱해진다. 게다가 등 근육이 앞으로 당겨져서 움직임이 둔해진다. 등과 이어져 있는 목이나 머리의 근육도 딱딱해져 얼굴의 처짐을 유발한다. 등 근육은 의식해서 사용할 일이 적고 손이 잘 닿지 않기 때문에 지압하기 힘든 곳이다. 알아차렸을 때는 이미 많이 부어 있다. 어깨뼈가 움직이지 않는다. 어깨가 올라가지 않는다… 등 심각한 상태인 경우가 많다. 이번 기회에 등도 케어하길 바란다.

머리와 목, 등의 근육은 연동돼 있기 때문에 '머리 풀기'를 하기 전에 등을 풀어주면 머리의 긴장도 풀릴 수 있다. 또한 등이 수월하게 움직이면 등에서부터 얼굴을 끌어올리는 힘도 좋아진다. 어깨 뭉침이 완화되어 가슴도 열게 되고 자연스럽게 자세가 좋아져 기분 좋은 상태가 된다. '머리 풀기'와 함께 등을 이완시키는 스트레칭을 습관화한다.

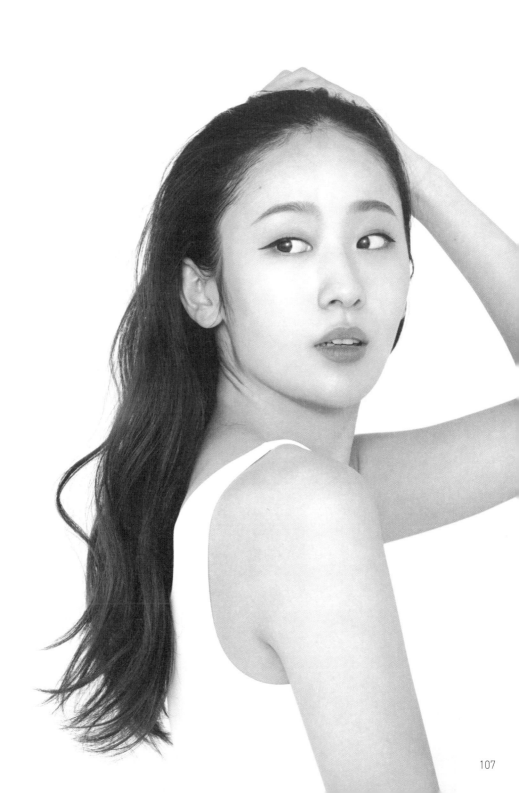

먼저 목덜미를 이완시킨다

새우등이 되고 고개를 앞으로 내밀면, 목이 커브를 그려야 하지만 일자로 뭉친다. 머리의 무게가 분산되지 않고 목에 바로 전달되어 긴장한 상태가 된다. 림프도 막히기 때문에 이를 제대로 이완시켜야 한다.

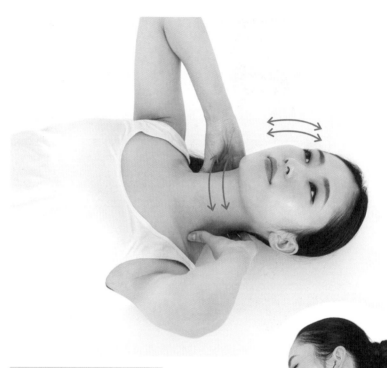

양손으로 목을 끼고
목을 '좋다', '싫다'의 표현으로
고개를 돌려 풀어준다

몸의 힘이 빠지기 쉽도록 편안하게 천장을 보고 눕는다. 양손으로 고개를 잡고 엄지를 쇄골에 가까운 흉쇄유돌근(머리를 기울였을 때 나오는 근육)에 대고 남은 손은 뒤로 한다. 엄지 손으로 흉쇄유돌근을 누른 채 '좋다', '싫다' 는 표현으로 목을 작게 끄덕인다. 아래부터 위까지 5곳을 같은 방식으로 행한다.

5곳
×
각5회
×
2세트

등을 이완시킨다 1

등은 손이 닿기 어렵기 때문에 테니스공을 등 밑에 깔아 근육의 깊은 곳까지 자극을 주어 이완시킨다. 어깨뼈(견갑골肩胛骨) 주변을 풀어주어 목이나 머리 근육도 이완시킨다.

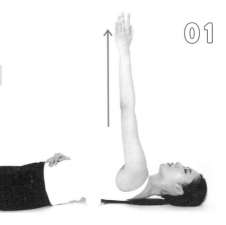

01

천장을 바라보고 누워 어깨뼈 밑에 테니스공을 둔다

무릎을 세워서 천장을 바라보고 눕는다. 한쪽 어깨뼈 밑에 테니스공을 깔고 손을 똑바로 위로 올린다.

02

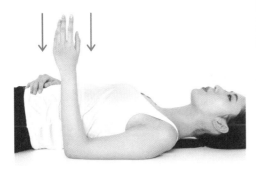

팔꿈치를 당겨서 어깨뼈 주변에 자극을 준다

겨드랑이나 팔꿈치가 퍼지지 않도록 똑바로 팔꿈치를 아래로 당겨서, 어깨뼈의 깊은 곳을 자극하면서 풀어준다. 테니스공의 위치를 바꾸면서 좌우 네 곳 정도를 풀어준다.

좌우 4곳 × 3회

등을 이완시킨다 2

등이 붓는 등 힘들다고 느꼈을 때 바로 할 수 있는 운동이 벽을 사용한 스트레칭이다. 등 전체를 펴주고 어깨뼈에 적당한 자극을 줄 수 있기 때문에 책상 업무로 피곤할 때 기분 전환에도 추천한다.

벽에 양손을 짚어 엉덩이를 뒤로 빼고 등을 곧게 편다

벽에서 떨어져 서고 어깨 넓이만큼 다리를 벌려 양손으로 벽을 짚는다. 엉덩이를 빼고 무릎을 곧게 펴서 10초간 유지한다. 이때, 얼굴은 내리지 말고 벽을 본다.

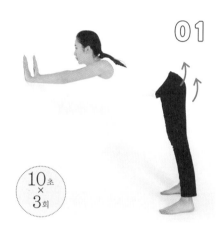

01

10초
×
3회

02

벽을 마주한 채 어깨를 좌우 교대로 내린다

등의 힘을 이완시킨 후에 오른쪽 어깨를 10초간 내린다. 그리고 힘을 더 뺀 다음에 왼쪽 어깨를 내려서 10초간 내리기를 반복한다.

좌우
10초
×
3세트

등을 이완시킨다 3

어깨가 안쪽으로 굽은 자세를 고치기 위해 겨드랑이 밑을 늘려 가슴을
여는 스트레칭을 한다.
팔에서 어깨뼈의 긴장이 풀려 어깨 뭉침도 편해진다.

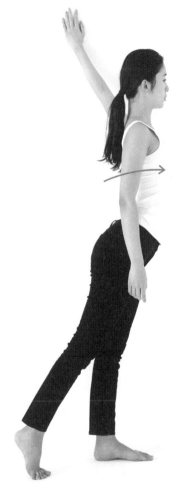

좌우
10초
×
3세트

벽에서 조금 떨어져
한 손을 짚고 발을
한 발짝 앞으로 내밀어
몸을 앞으로 기울인다

왼손을 똑바로 펴서 벽을 짚고 왼
발을 한 발짝 앞으로 내민다. 몸을
앞으로 내밀듯이 한발 앞으로 나아
가 팔에서 겨드랑이 밑까지 10초
간 힘껏 힘을 준다. 얼굴은 정면을
보고 배근을 늘리면서 하는 것이
포인트다. 우측도 같은 식으로 스
트레칭한다.

'머리 풀기' Q & A

헤어로션 등을 바르지 않아도 괜찮은지?

(A) **수직으로 힘을 가하는 것이기 때문에 기본적으로 필요 없다**

림프를 흐르게 하는 마사지와는 달리 근육의 깊은 부분을 자극해 풀어주는 방식이기 때문에 머리나 얼굴을 미끄럽게 하는 로션이나 오일 등은 불필요하다. 예외로 목에서 쇄골의 림프를 흐르게 하는 방법(37쪽)은 미끄럽게 하기 위해 마사지 오일 등이 필요하다.

'머리 풀기'를 하면 안 될 때가 있는가?

(A) **두통이나 열이 있을 때 피해주세요**

몸 상태가 좋지 않을 때는 무리하지 말고 쉬어야 한다. 두피나 얼굴의 피부에 염증이 생겼을 때, 열이 있어 부었을 때도 자제하는 게 좋다. 어깨나 목이 뭉쳐 있을 때 '머리 풀기'를 하면, 뭉침이 완화되기 때문에 반드시 해야 한다. 또한 임신 중에도 몸 상태가 좋다면 실행해도 무방하다.

보다 효과적인 방법은 있는가?

(A) **먼저 매일 꾸준히 하는 것이 중요하다.**

한 번으로도 효과를 볼 수 있지만 효과가 지속되기 위해서는 생활의 일부로 매일 꾸준히 하는게 좋다. 앉아있을 때도 서 있을 때도 상관없다. 다만 등골을 피고 정면을 바라본 상태에서 호흡을 멈추지 말고 편안한 자세로 실행한다.

머리가 뭉쳐지지 않는
생활습관

스마트폰 등으로 눈을 혹사해 수면시간도 부족한 현대
사회에서 어쩔 수 없이 머리가 뭉쳐지기 쉽다. 머리가
뭉치지 않는 몸의 사용법이나 이완할 수 있는 컨디션을
만드는 요령을 습득해야 한다.

'머리가 뭉쳐지는 습관'을 중단하면 얼굴이 밝아지고 몸의 부조화가 개선된다!

필자도 '머리 풀기'를 매일 실천하고 있지만 "머리가 뭉치지 않는" 생활을 하려고 노력한다. 살롱이나 강연회 등에서 전하고 있는 소소한 마음가짐에 대해 설명하고자 한다. 의식을 바꿈으로써 얼굴과 머리카락 그리고 마음도 건강해질 것이다.

특히 신경 써야 할 부분은 스마트폰이나 PC를 볼 때의 자세이다. 자세가 안 좋으면 머리 뭉침에 직결된다. 머리나 목, 등이 뭉치지 않는 자세를 유지하도록 습관화하자.

수면 환경에도 주의한다. 실은 자고 있는 동안에 머리가 뭉쳐 딱딱해지는 사람이 많다. 신경이나 근육이 긴장한 상태로 자면 머리나 몸의 뭉침이 풀어지지 않을뿐더러 잠을 얕게 자게 되면서 수면 부족이나 짜증을 유발한다. 오히려 머리가 뭉쳐지는 악순환을 반복한다. 잠자는 자세를 되돌아보고 좋은 수면 환경을 만드는 것이 중요하다.

또한 집안일이나 업무를 하면서, 혹은 이동 시간 등에 머리를 풀어주는 습관을 들이는 것도 추천한다. 간단하게 할 수 있고 기분이 좋아지는 방법을 전수한다.

나쁜 습관을 버리고 몸이 기뻐하는 습관을 들이는 것이, 머리의 뭉침을 해소하고 처짐이나 주름 등의 '노안 신호'를 방지하는 지름길이다.

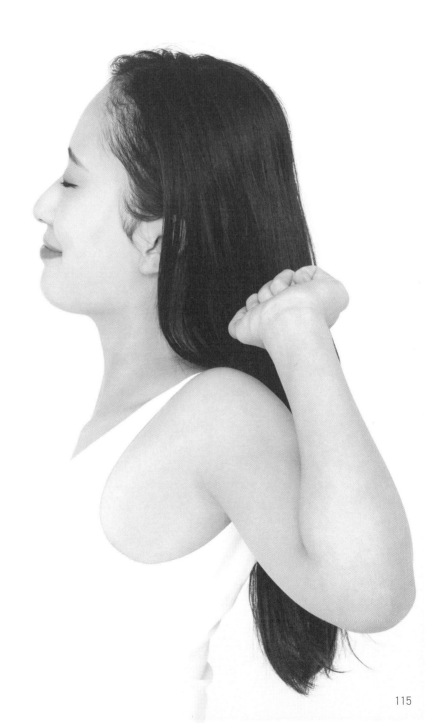

PC와 스마트폰을 사용하는 '자세'를 고치면 머리의 뭉쳐짐이 확 줄어든다

생활필수품인 스마트폰이나 PC. 전향 자세가 되기 쉽지만 목이 앞으로 나오지 않는 자세가 되면, 머리뿐만 아니라 어깨의 뭉침도 해소할 수 있다.

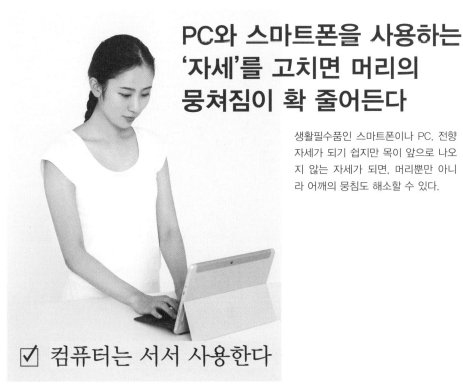

☑ 컴퓨터는 서서 사용한다

서 있는 자세로 사용하면 등근육이 안으로 말리지 않는다. 스탠딩 데스크를 사용하거나 작은 받침대를 놓는 등 너무 아래로 시선이 내려가지 않도록 화면의 위치를 조정하는게 좋다.

NG !

책상에 팔꿈치를 괴거나 등을 굽히거나 턱을 올려서 사용하는 것은 금물이다. 앉는 장소에서는 골반을 세워 똑바로 앉아 등을 굽히거나 좌우 비대칭 자세를 피한다.

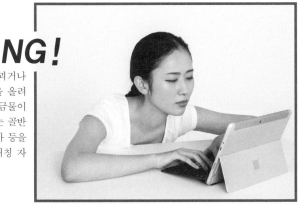

☑ 스마트폰은
손을 겨드랑이에 손을 끼고
입꼬리를 올리면서 본다

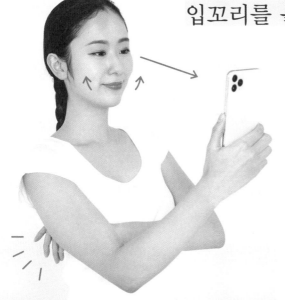

너무 밑으로 숙이면 목에 부담되기 때문에 눈높이보다 조금 아래 위치에 스마트폰 화면이 위치하도록 한다. 반대 손은 겨드랑이에 껴서 스마트폰을 든 팔을 받쳐주는 자세를 유지한다. 그리고 입꼬리를 올려서 입 주변의 처짐도 예방한다.

── NG!

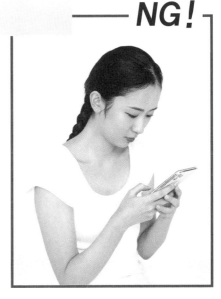

턱을 당겨서 밑을 본 상태로 스마트폰 화면을 응시하는 자세는 지하철에서 흔히 보는 광경이다. 이런 자세는 머리나 목의 뭉침의 원인이 된다. 목이 막혀 림프의 흐름이 나빠지면서 얼굴의 붓기를 유발한다.

'상시 머리 풀기'로 뭉침이 쌓이는 것을 방지한다

업무 중, 혹은 남이 눈치채지 않는 범위에서 간단한 '머리 풀기'법을 소개한다. 머리의 뭉침을 자주 풀어주면 기분도 좋아지고 긍정적이게 된다.

☑ 볼펜으로 머리 마사지

볼펜이나 사인펜 등의 끝부분으로 헤어라인이나 귀 위, 목덜미 등을 자극해주면 뭉침이 풀려 상쾌해진다. 지우개 등이 달려 있는 끝이 둥근 펜도 좋다.

☑ 의자 위에서 후두부&목덜미 풀기

엄지는 흉쇄유돌근(62쪽)에 대고 네 손가락은 목덜미의 움푹 파인 곳에 두어 힘을 가한다. 의자 등에 기대어 머리 무게를 이용해서 힘을 가하면 힘들이지 않고 풀 수 있다.

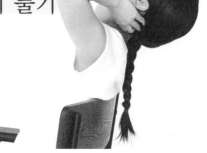

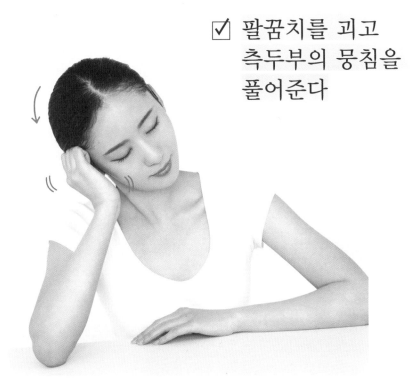

☑ 팔꿈치를 괴고
측두부의 뭉침을
풀어준다

가볍게 손을 쥐고 평평한 면을 측두부에 댄다. 팔꿈치를 책상에 괴고
곰곰이 생각하는 자세로 측두근을 자극한다. 머리의 무게를 이용해서
확실하게 힘을 준다.

☑ 샴푸 중이나 머리카락을
정리하면서 마사지

머리를 쓸어올리듯이 헤어라인에 손을 넣어 귀 뒤를
통해서 목덜미까지 손으로 힘을 가하면서 쓸어 보낸
다. 이를 통해 이완시키는 효과도 볼 수 있다.

수면 환경을 정돈하면 자고 있는 사이에 머리의 뭉침이 풀린다

많이 잤는데도 일어났을 때 피로를 느끼는 사람은 수면 중의 자세가 좋지 않아 머리나 몸이 뭉쳐 있다는 증거이다. 수면의 질도 떨어지고 전신 상태가 안 좋아진다면 수면 환경을 되돌아봐야 한다.

☑ 베개는 타월 2개를 사용해 내 몸 높이에 맞추는 게 정답!

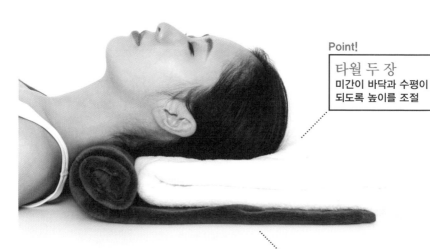

Point!

타월 두 장
미간이 바닥과 수평이 되도록 높이를 조절

Point!

타월 한 장
둥글게 말은 수건으로 목과 바닥의 틈을 매운다

옆으로 눕는 것보다 천장을 바라보고 눕는 것이 이상적이다. 목에 힘이 들어가지 않도록 미간과 바닥이 수평이 되도록 하는 것이 중요하다. 베개보다 높이를 미세하게 조절할 수 있는 타월 여러 장 사용하는 것을 추천한다. 먼저 타월 한 장 끝을 목과 바닥의 틈이 매워지는 높이로 둥글게 말고 반대쪽은 편 상태로 한 후에 머리를 얹는다. 두 번째 타월은 후두부 밑에 겹치고 미간이 바닥과 수평이 되도록 조절한다. 목이나 어깨, 호흡도 편해져 숙면하기 쉬워진다.

NG !

이런 수면 자세는 머리가 뭉친다!!

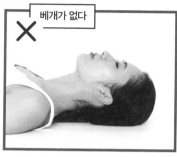

베개가 없다
✕

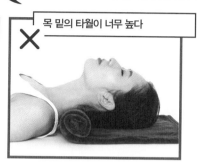

목 밑의 타월이 너무 높다
✕

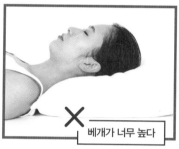

✕
베개가 너무 높다

베개가 너무 높거나 미간이 수평이 아닌 상태라면, 목에 쓸데없는 힘이 들어가 혈액순환이 잘 안되거나 림프의 흐름을 안 좋게 만들어, 머리 뭉침의 원인이 된다. 베개가 없어 목의 틈이 매워지지 않은 상태도 근육이 긴장해서 머리의 뭉침과 연결되기 때문에 노!

옆으로 자는 사람은…

☑ 목, 허리, 다리 사이의 틈을 매운다

목
머리가 수평이 되도록 높이를 조절

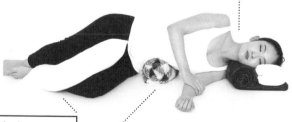

다리 사이
쿠션을 껴서 허리가 되도록 수평이 되게 한다

허리
잘록한 부분을 매운다

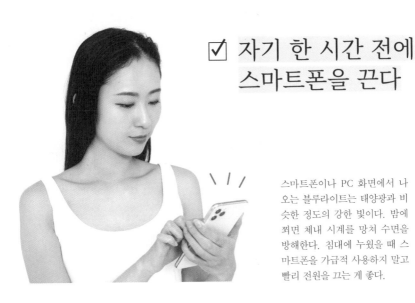

☑ 자기 한 시간 전에 스마트폰을 끈다

스마트폰이나 PC 화면에서 나오는 블루라이트는 태양광과 비슷한 정도의 강한 빛이다. 밤에 쬐면 체내 시계를 망쳐 수면을 방해한다. 침대에 누웠을 때 스마트폰을 가급적 사용하지 말고 빨리 전원을 끄는 게 좋다.

☑ 자기 전에 눈을 따듯하게 한다

눈을 통해 정보를 얻는 경우가 대부분으로, 눈은 하루 종일 혹사하고 있다. 눈 주변 근육이 긴장하고 있어 이를 풀어줘야 한다. 더운 수건으로 따듯하게 해주면 효과적이다. 긴장이 풀려 이완 상태가 된다.

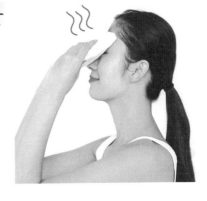

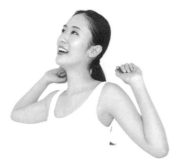

☑ 일어나면 바로 바로 햇볕을 쬔다

자는 시간이 불규칙해도 일어나는 시간은 동일하게 하고 광합성을 하면 체내 시계를 리셋할 수 있다. 밤사이 수면 리듬을 정돈하는 멜라토닌 분비도 촉진된다.

아로마의 힘으로
머리의 뭉침을 풀어준다

마음에 드는 향을 맡으면 자율신경의 밸런스가 정돈되어 몸 맘이 모두 이완되고 편안해진다. 그러면 몸이 잠을 청하는 상태로 들어가는 부교감신경으로 쉽게 전환된다. 뇌의 피로가 풀리기 때문에 자연스럽게 머리의 긴장이 풀려 기분 좋은 잠을 청하게 된다. 잠자기 쉬워지거나, 수면의 질을 높여주는 아로마를 활용하는 것도 좋다. 솜에 스며들게 해서 베개 옆에 놓거나 잠옷의 옷깃에 약간 발라주어도 좋다.

전나무의 일종, 분비나무의 향. 삼림욕을 하고 있는 듯한 릴랙스 효과가 있어 호흡을 가다듬는 데 효과적이다. 홋카이도 모미에센셜 오일 스탠다드 5ml 1,800엔(약 2만원) +VAT별도 / 후푸의 숲

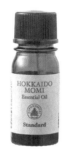

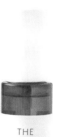

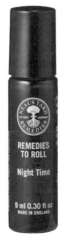

라벤더나 카모마일의 부드러운 향이 심신을 안정시켜 편하게 쉴 수 있다. 개방형 타입으로 사용하기 편하다. 아로마 펄스 나이트 타임 9ml 1,800엔+VAT별도 / 닐스야드 리미티즈

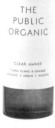

일랑일랑과 오렌지의 정유를 블렌딩. 아침에 눈뜨기 힘든 사람한테 추천한다. 더 패브릭 오가닉 슈퍼 딥나이트 홀스틱 정유 필로미스트 클리어어웨이크 60ml 2,800엔(약 3만2000원) + VAT별도 / 칼라즈

숙면하기 편한
호흡으로 가다듬는다

목이나 흉부가 굳은 상태로 수면에 들어가면 호흡하기 힘들어진다. 근육을 이완시키고
부교감신경이 우위에 있도록 코로 숨을 내쉬면, 깊고 평온한 잠을 잘 수 있다.

☑ 갈비뼈 사이에
손을 넣어서 뭉침을 풀어준다

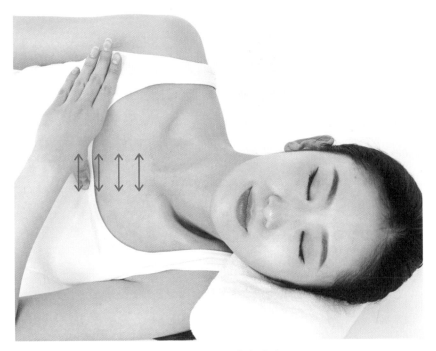

앞으로 쏠린 자세로 있으면 목부터 쇄골까지 긴장해 호흡할 때 필요
한 횡경막의 움직임이 안 좋아진다. 자기 전에 긴장한 갈비뼈 주변을
풀어주면 숨쉬기 편해진다. 머리가 반듯해지도록 타월을 넣어 베게
높이를 조절하고 옆으로 눕는다. 갈비뼈의 움푹 파인 곳에 엄지를 걸
어서 '동글동글하게' 옆으로 움직여 풀어준다. 위치를 바꾸면서 좌우
똑같이 실행한다.

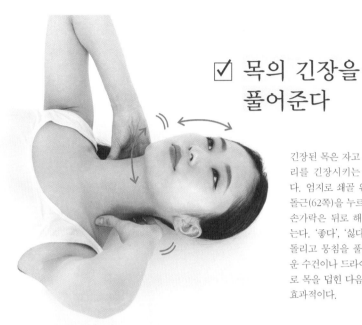

☑ 목의 긴장을 풀어준다

긴장된 목은 자고 있을 때 머리를 긴장시키는 원인이 된다. 엄지로 쇄골 위의 흉쇄유돌근(62쪽)을 누르고 남은 네 손가락은 뒤로 해서 목을 잡는다. '좋다', '싫다'로 고개를 돌리고 뭉침을 풀어준다. 더운 수건이나 드라이의 온풍으로 목을 덥힌 다음 자는 것도 효과적이다.

☑ 코로 숨쉰다

깊은 호흡은 자율신경을 정돈하고 몸의 긴장을 풀어주는 상태로 이어진다. 깊은 호흡을 하기 위해서는 몸속 공기를 코로 내쉬고 코로 들이마시는 게 효과적이다. 천천히 반복하면 긴장이 풀어지고 부교감신경이 작용한다.

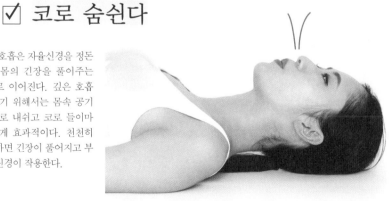

끝으로...

여러분, 이 책을 선택해주셔서 감사합니다.

'머리 풀기'를 해보시고 어떠셨습니까?

두피가 움직이지 않아 딱딱했다, 아프다…는 분이 많을 거라 생각됩니다. 평소에 그다지 '뭉침'을 의식하지 않는 부위이지만 나도 모르는 사이에 뭉침이 쌓여서 무감각해지는 상태가 되고 있습니다.

'머리 풀기'를 매일 지속해보세요. 먼저 얼굴이 리프팅 되고 스트레스도 해소돼 표정이 생기있고 밝아질 것입니다. 점점 머리카락이나 피부의 컨디션도 근본적으로 좋아질 것입니다. 몇 달 뒤에는 '요즘 예뻐진 거 같은데?'하고 주변 사람들이 말을 걸어올 것입니다.

늙음과 동시에 피부나 머릿결이 처지는 것은 당연합니다. 하지만 이론에 기반한 케어를 지속함으로써 처지는 것을 늦출 수 있습니다. 그리고 빛나던 시절의 본래 아름다움을 이끌어내는 것도 불가능하지 않습니다.

'머리 풀기'는 몇 살부터 시작해도 늦은 게 아닙니다. 시작했을 때보다 외관도 몸도 머리카락도 반드시 아름답게 빛날 것입니다. 오늘부터 매일 루틴의 하나로 시작해보세요.

무라키 히로이

10秒で顔が引き上がる　奇跡の頭ほぐし
Hiroi Muraki 2020
Originally published in Japan by Shufunotomo Co., Ltd
Translation rights arranged with Shufunotomo Co., Ltd.
Through EntersKorea Co.,Ltd.

10초 만에 얼굴이 작아지는
기적의 머리 풀기

2023년 3월 10일 1판 1쇄 발행

지은이 무라키 히로이
옮긴이 정승욱 이주관

발행인 최봉규
발행처 청홍(지상사)
출판등록 1999년 1월 27일 제2017-000074호

주소 서울 용산구 효창원로64길 6(효창동) 일진빌딩 2층
우편번호 04317
전화번호 02)3453-6111 **팩시밀리** 02)3452-1440
홈페이지 www.cheonghong.com
이메일 c0583@naver.com
한국어판 출판권 ⓒ 청홍(지상사), 2023
ISBN 979-11-91136-13-5   03510